# NADA MUITO

**João Curvo**
e Léa Maria Aarão Reis

# NADA MUITO

Comer e viver com
saúde e prazer

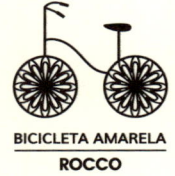

*Copyright* © 2015 *by* João Curvo e Léa Maria Aarão Reis

BICICLETA AMARELA
O selo de bem-estar da Editora Rocco Ltda.

Direitos desta edição reservados à
EDITORA ROCCO LTDA.
Av. Presidente Wilson, 231 – 8º andar
20030-021 – Rio de Janeiro – RJ
Tel.: (21) 3525-2000 – Fax: (21) 3525-2001
rocco@rocco.com.br
www.rocco.com.br

*Printed in Brazil*/Impresso no Brasil

preparação de originais
SÔNIA PEÇANHA

CIP-Brasil. Catalogação na fonte.
Sindicato Nacional dos Editores de Livros, RJ.

| | |
|---|---|
| C987n | Curvo, João<br>    Nada muito: comer e viver com saúde e prazer/ João Curvo e Léa Maria Aarão Reis. – 1ª ed. – Rio de Janeiro: Bicicleta Amarela, 2015.<br><br>    ISBN 978-85-68696-09-5<br><br>    1. Saúde. 2. Hábitos alimentares. I. Reis, Léa Maria Aarão. II. Título. |
| 15-23571 | CDD–613<br>CDU–613 |

# SUMÁRIO

### I. PRIMEIRAS CONSULTAS ... 13
1. Dúvidas e esclarecimentos .................................................... 15
2. Exames e avaliação física ...................................................... 22
3. Educação alimentar: saúde, prazer e liberdade................... 29
4. Alimentos funcionais.............................................................. 37

### II. TOQUES ESTRANGEIROS ... 47
1. O mundo na nossa mesa ....................................................... 49
2. Toques orientais ..................................................................... 52
3. Toques mediterrâneos............................................................ 63

### III. LÍQUIDOS E DOCES ... 67
1. Regando o organismo............................................................ 69
2. Sobremesas: doces amargos ................................................. 88

### IV. CRIANÇAS E ADOLESCENTES ... 97
1. No consultório com os pais................................................... 97
2. O mundo dos adolescentes ................................................... 117

### V. HÁBITOS E ESTILOS ... 127
1. A pressão para emagrecer..................................................... 129
2. Dietas, regimes e o caminho do meio.................................. 134
3. A maldição da barriga ........................................................... 150

## VI. METABOLISMO NA MEIA-IDADE E NA VELHICE ... 161

## VII. DISFUNÇÕES ... 185
1. Obesidade .................................................................. 189
2. Hipertensão arterial .................................................. 196
3. Diabetes ..................................................................... 199
4. Síndrome metabólica ............................................... 203
5. Anorexia e bulimia ................................................... 205
6. Transtorno de compulsão alimentar ..................... 210
7. Ortorexia ................................................................... 212
8. Vigorexia ................................................................... 214

## CONCLUSÃO ... 219
1. Leis do bem-estar .................................................... 219
2. Salada de dicas ......................................................... 221

## GLOSSÁRIO ... 229

# NADA MUITO

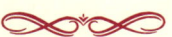

Caro leitor,

Este livro aborda vários temas relacionados à alimentação e ao estilo de vida e é uma continuação do meu trabalho: promover a saúde, em particular com os hábitos alimentares, pois acredito, como Hipócrates, que a alimentação tem tudo a ver com a nossa qualidade de corpo e de energia.

O foco do meu trabalho é a nutrologia, uma especialidade médica dirigida ao diagnóstico e tratamento de doenças relacionadas ao comportamento e aos distúrbios alimentares. Nutrólogo é o médico que dá orientação nutricional, focaliza a relação entre o alimento e a clínica e, se necessário, prescreve medicamentos e suplementos alimentares.

Desenvolvo meu trabalho médico na minha clínica, no Rio de Janeiro, e também dirijo SPAs geralmente com a duração de sete dias, que denominei de Semana de Saúde, no hotel Portobello, no litoral de Angra dos Reis. Nos meus SPAs, o objetivo é sensibilizar o paciente quanto aos cuidados que podemos ter no dia a dia com nosso corpo. Uma equipe multidisciplinar com professores de educação física, fisioterapeutas, massoterapeutas e esteticista me acompanha a cada Semana de Saúde. A massoterapia faz parte deste contexto, auxiliando na circulação de energia, na drenagem de toxinas e no desestresse. Promovo também oficinas de culinária saudável, em que ensino a preparar refeições nutritivas e saborosas, e publico textos regularmente sobre meus estudos e sobre questões em que acredito. Assim como em outras especialidades médicas, existem correlações multidisciplinares entre a nutrologia e as outras clínicas. O nutrólogo recebe e encaminha pacientes aos colegas endocrinologistas, dermatologistas, ortopedistas, cardiologistas, angiologistas, gastroenterologistas, ginecologistas, urologistas e cirurgiões plásticos entre tantos especialistas, quando assim é necessário, para proporcionar o melhor tratamento ao paciente.

Agradeço a Léa Maria Aarão Reis, jornalista que muito admiro, pelo convite a responder a suas perguntas e escrever este livro em regime de coautoria. Minhas respostas são sinceras e estão de acordo com o que penso hoje, mantendo com o leitor o compromisso de divulgar hábitos saudáveis para um estilo de vida prazeroso.

Sem prazeres, a energia do corpo tranca, fica estagnada. A comida é vital. Sem ela, não há vida, mas, dependendo das escolhas, dos excessos ou da deficiência, a comida pode nos enfraquecer e até matar, pouco a pouco. Se comermos com prazer o que nos faz bem e diminuirmos a frequência dos prazeres da mesa que nos fazem mal, já obteremos lucro. Por isto, escolho o caminho do meio.

A princípio, ninguém precisa dizer adeus às guloseimas ou às comidas das quais gosta e que reconhece serem impróprias à sua saúde. Diga apenas *até breve*. Isto facilita a adesão a um programa alimentar saudável. *Só por hoje* é uma frase que vale para todos os compulsivos, qualquer que seja a compulsão.

Não sou radical na minha vida pessoal nem nas orientações que prescrevo. O que verdadeiramente desejo é que o paciente volte melhor, a cada consulta, e que o leitor observe, questione e aprimore seus hábitos alimentares após esta leitura.

JOÃO CURVO

Leitor amigo,

Conheço João Curvo há mais de 15 anos. Antes até de encontrá-lo pessoalmente, sempre me chamaram atenção suas observações, em matéria de alimentação, nas inúmeras entrevistas que dava. Nelas, eu percebia os sinais iniciais de uma carreira promissora, que se concretizaria em sua trajetória bem-sucedida como médico nutrólogo e especialista em clínica geral.

Depois, li seus livros e fiquei cada vez mais atraída pela forma original com que ele tratava dos assuntos relacionados à alimentação saudável, utilizando-se de novos ângulos e fazendo comentários bem-humorados e imprevistos sobre temas que ninguém ainda tinha explorado – nem especialistas nem leigos. E havia também os toques orientais salpicados nos textos: máximas, ideogramas, ditados, usos alimentares e adaptações aos costumes ocidentais. Tudo isso era fascinante porque, além de ser um assunto que me interessa pessoalmente, trazia novas versões para hábitos saudáveis.

Nos anos 1990, convidei-o para trabalhar no suplemento "Estilo de Vida", do *Jornal do Brasil*, que eu editava. João passou a assinar uma seção semanal que obteve enorme repercussão. Naquela época, o marketing internacional já havia rotulado os tempos ecológicos de nova era. Era importante, então, do ponto de vista do jornalismo de serviço, oferecer ao leitor um espaço para discutir temas da alimentação relacionados à saúde, colocando hábitos, vícios e costumes em cima da mesa;

sem o ranço da autoajuda e celebrando a alegria e o prazer da comida saborosa e sensual.

*Nada Muito: comer e viver com saúde e prazer* é a consequência natural de conversas que tivemos em encontros esparsos mantidos no decorrer dos últimos anos, amiudados e sistematizados no verão de 2014. É o fruto de algumas longas conversas, outras mais curtas, gravadas nos dois consultórios de João, em Ipanema, Zona Sul do Rio de Janeiro, e na Barra da Tijuca, Zona Oeste da cidade. É resultado de pesquisa, de muitos telefonemas e da troca de observações e de textos pelo computador.

Ideias como *bem-estar* e *qualidade de vida* passaram a fazer parte do cotidiano de todos nós. Preservar a saúde; administrar o estresse inevitável; exercitar-se; dormir bem; racionalizar o tempo disponível; relaxar (tanto quanto possível, diante das frustrações, tensão e ansiedade) – são algumas das obsessões nossas de cada dia, assuntos com os quais convivemos diariamente, já incorporados ao estilo de vida contemporâneo. Ao lado de todas essas questões, fundamental para se atingir esses objetivos, está o comer de modo saudável.

Comer e beber com consciência, prazer e liberdade talvez seja a principal entre essas preocupações. Isto é possível quando é escolhido o caminho do meio, um objetivo que João Curvo mostra, com seriedade e clareza, como alcançar.

LÉA MARIA AARÃO REIS

CAPÍTULO I
# PRIMEIRAS CONSULTAS

O que leva uma pessoa ao médico nutrólogo? O desejo de emagrecer – uma das obsessões da vida contemporânea, tanto de homens como de mulheres, de jovens e velhos, de adolescentes e adultos? A expectativa de sair da consulta com o mapa do regime a ser seguido para perder peso – de preferência, sem muito sacrifício – em determinado período, como um dever de casa escolar?

Muitas das pessoas que fizeram regime para emagrecer emagreceram, com certeza, mas voltaram a engordar e tornaram a emagrecer, dentro do figurino sanfona ou ioiô. Mais uma consulta com um especialista seria inútil, segundo elas, porque sabem que "é só fechar a boca". Será mesmo?

Na primeira parte deste livro, o médico João Curvo mostra que nem sempre o desejo de emagrecer é o motivo central da ida ao nutrólogo. Há comprovação científica de que a nutrição está associada à energia física e se relaciona com a saúde do corpo.

Alta de colesterol e de triglicerídeos, obesidade, diabetes, necessidade de reeducação alimentar e de um ajuste nos hábitos para aprimorar a qualidade de vida do indivíduo fazem parte das questões abordadas nas primeiras consultas.

A avaliação física do paciente; a indiscutível importância de incorporar exercícios ao dia a dia; os sinais silenciosos emitidos pelo corpo para dizer que alguma coisa no organismo não vai bem são outros temas das consultas iniciais.

Neste livro, doutor João Curvo vem mais uma vez lembrar que somos o produto do que comemos. Embora, à primeira vista, esta possa parecer uma ideia simplista, ela é parte fundamental de uma grande verdade.

# 1. DÚVIDAS E ESCLARECIMENTOS

**Quando se deve procurar o nutrólogo para corrigir a alimentação e torná-la mais saudável?**
Os nutrólogos são médicos que devem ser consultados por pessoas que querem cuidar do corpo, tratar alguma doença, alguma disfunção ligada à alimentação ou simplesmente melhorar seus hábitos alimentares. Não são apenas pessoas que estão com o peso acima ou abaixo do desejável que agendam consulta com o nutrólogo. Muitos dos que procuram um médico com enfoque na nutrição querem se prevenir, evitar uma doença futura à qual se veem vulneráveis. Quando uma pessoa procura este especialista, deseja encontrar um clínico com um enfoque nutricional. Alguém que interpretará o resultado dos exames solicitados, que fará prescrições alimentares e medicamentosas quando necessárias e terá uma abordagem médica do assunto. Praticantes de esportes e pessoas que querem aumentar a massa muscular procuram cada vez mais orientações de médicos nutrólogos, visto que existe uma clara relação positiva entre a alimentação e a suplementação nutricional tanto para a hipertrofia dos músculos quanto para a melhora do rendimento e do desempenho físico. Gestantes também procuram para acompanhamento nutricional durante a gravidez e lactação. O nutrólogo tem um enfoque clínico voltado ao tratamento e à prevenção, ao bem-estar e à qualidade de vida em todas as idades.

**A pessoa pode procurar o nutrólogo mesmo se sentindo bem?**
Sim, ela pode procurá-lo sem apresentar qualquer queixa. Por exemplo, para aferir se sua alimentação ou a alimentação de todos na sua casa está correta. É uma medida preventiva. Não precisamos esperar ficar doentes para cuidar da alimentação. Os dados estatísticos e os estudos epidemiológicos mostram uma clara relação entre nutrição e saúde do corpo, e entre nutrição e energia.

**Com quantos quilos acima do peso apresentado como ideal pode uma pessoa ser considerada gorda?**
Este número exato depende da estrutura física e composição corporal de cada um. Mas, de forma geral, devemos evitar ultrapassar quatro quilos além do peso considerado ideal. Esta faixa de quatro quilos é extensa; ninguém acorda, um dia, de repente, com quatro quilos a mais. Por isto, atenção. Quando estiver com dois ou três quilos a mais, é conveniente diminuir as porções dos alimentos e fazer alguma atividade aeróbica, como, por exemplo, caminhada, corrida, natação ou uma hidroginástica ativa. Com quatro quilos a mais, o alarme deve soar e atitudes devem ser tomadas para perder os excessos que, geralmente, ficam depositados na barriga. Se a pessoa não toma providências, pode não ser difícil acrescentar outros quatro quilos ao peso e, com isso, ela vai se afastando cada vez mais do peso ideal.

**E a partir de qual relação peso-altura uma pessoa pode ser considerada gorda?**
Calculando o IMC (Índice de Massa Corporal), pode-se ter a faixa numérica de um suposto peso saudável, mas este cami-

nho pode levar a uma falsa interpretação. O cálculo do IMC é o método mais usado nas estatísticas atuais por contar com apenas dois dados: peso e altura. Assim, para calcular seu IMC, faça a seguinte conta: IMC = peso (em quilos) dividido pelo quadrado da altura (em metros). Para o indivíduo estar enquadrado na faixa de peso ideal, a conta deve resultar entre 18 e 25. Segundo este método, acima de 25, a pessoa está com sobrepeso e, acima de 30, está obesa. Abaixo de 18, magra. Por ser tão simples, esta fórmula é usada nos estudos populacionais. Mas considerar apenas o peso e a altura para definir se alguém está acima ou abaixo do peso pode acarretar erros. O peso pode ser maior em função de uma massa muscular e óssea também maior e não por causa do excesso de gordura. Praticantes de musculação, muitas vezes, têm o peso maior que o recomendado nas antigas tabelas de pesos e medidas e têm um IMC maior que 25. No entanto, podem ser pessoas magras que têm uma massa magra mais pesada, a qual, por conceito, é composta de músculos, ossos, vísceras, órgãos e líquidos. O fato de ser magro ou gordo está diretamente relacionado ao peso de gordura e não ao peso da massa magra. Engordar implica um aumento de massa gorda e não simplesmente em aumento de peso na balança. Se o peso na balança aumenta por conta da massa magra, isso não significa engordar. Pode-se ser pesado e magro. Muitas vezes, a pessoa emagrece, mas seu peso aumenta, na balança, por ter aumentado a massa muscular. Praticantes de musculação observam muito isto, emagrecem porque diminuem as reservas de gordura, mas aumentam de peso porque aumentam o volume dos músculos. Por isso, o melhor método para a avaliação física é o que determina o percentual de gordura no corpo, realizado nas academias e nos consultórios dos profissionais da área de educação física e nutrição.

**Um exame que indique colesterol alto, por exemplo, justifica uma consulta com um nutrólogo?**
Sim, e ela será de grande importância não apenas para que o paciente compreenda as causas do colesterol elevado, como também para que se conscientize do que pode fazer por si mesmo para evitar aterosclerose e infartos. A alimentação pode não ser determinante para a redução do colesterol, mas ajudará a evitar doenças a ele associadas. Muitas vezes, o colesterol alto resulta de questões metabólicas. A pessoa fabrica o colesterol independentemente de ingerir comidas com gorduras saturadas. Cerca de 70% do colesterol total é fabricado no fígado, e apenas 30% vêm dos alimentos. Mesmo sob dieta pobre em gorduras, os níveis do colesterol no sangue podem continuar elevados por causa de alguma característica metabólica ligada à genética. Então, o médico entra com medicação associada. A alimentação bem cuidada que, antes, não diminuiu com eficácia a taxa do colesterol, agora será determinante para a qualidade dos tecidos corporais, para o viço e a energia. Um exame com o colesterol elevado leva à reflexão quanto aos cuidados que a pessoa deve ter a partir de então. Pensando em qualidade de vida, é importante consultar um profissional de nutrição para ajustar hábitos alimentares e começar o tratamento pela base, pela comida, pela boca.

**Quais são os danos causados pelo colesterol alto?**
O colesterol elevado não causa dor nem traz qualquer desconforto inicial. No entanto, silenciosamente, promove um esta-

do inflamatório das artérias que levam ao seu enrijecimento e à formação de trombos (como casquinhas de feridas) que podem se desprender das suas paredes e ocasionar um infarto ou acidente vascular. O colesterol elevado compromete o aparelho circulatório. O médico clínico, endocrinologista, cardiologista, ginecologista ou dermatologista, geralmente, solicita, entre outros exames, um lipidograma completo, para medir o colesterol total e suas frações, HDL (colesterol que nos protege), LDL e VLDL (o que leva à inflamação das paredes das artérias com sua oxidação). Quando o tratamento nutricional aliado a uma atividade física – 30 minutos de caminhada ao dia, por exemplo – não reduzem as taxas do LDL e VLDL, deve-se entrar com medicamentos.

**E no caso de um exame que apresente os triglicerídeos fora dos limites recomendáveis? A pessoa deve procurar um nutrólogo?**
Da mesma forma que ocorre com o colesterol, os triglicerídeos elevados, ou seja, acima de 150mg/dl, aumentam o risco de doenças cardiovasculares. Além disso, níveis acima de 1.000mg/dl podem ocasionar pancreatite aguda. Quando os triglicerídeos estão elevados, é preciso rever a dieta, diminuir a ingestão de carboidratos – pães, massas, batatas, biscoitos, açúcar e bebidas alcoólicas. É importante lembrar que açúcares e álcool têm estreita relação com o aumento dos triglicerídeos. Sua elevação é comum nos obesos, na resistência insulínica e nos diabéticos. Quando seu aumento decorre do excesso de ingestão de carboidratos e de álcool, eles diminuem rapidamente com a supressão. O nutrólogo é um profissional que pode auxiliar na promoção da qualidade de vida destes pacientes e na prevenção de doença cardiovascular.

**Como conciliar regime alimentar com a rotina de pessoas com jornada de trabalho muito rígida, profissionais com horários irregulares ou atividades noturnas, como plantonistas e pilotos de avião, entre outros?**

Quando está sob estresse, o corpo precisa de mais cuidados para não adoecer nem envelhecer muito rápido. Determinados tipos de trabalho e a troca do dia pela noite fazem com que a pessoa se sinta moída, acabada mesmo. O corpo entra em estresse e aceleram-se as degenerações que são esperadas com o tempo. Os cabelos embranquecem mais rapidamente, a vista se torna mais fraca. Podem surgir gastrites e alterações na pressão e nos batimentos cardíacos. Quando não é possível mudar o trabalho – ou os patrões –, temos de nos alimentar de modo a nos nutrirmos melhor, mesmo que os horários não estejam de acordo com a natureza humana, que naturalmente tem hábitos diurnos. Quando transgredimos a regra de acordar de manhã e dormir à noite, o corpo sofre um desgaste mais rápido. Além da boa alimentação, a suplementação alimentar pode evitar doenças e neutralizar os efeitos do estresse, que oxida e atua de forma mais intensa no corpo quando sujeito a condições adversas.

**Qual deve ser então o regime alimentar dessas pessoas?**

Deve ser programado de acordo com seus horários e opções à sua volta. Muitas vezes, trazer a comida de casa é a melhor opção. Por causa do desgaste e estresse a que essas pessoas são submetidas, é de suma importância que se cuidem. Se comerem *qualquer coisa*, sem dar atenção a suas necessidades, vão acabar enfrentando mais cedo os processos degenerativos que surgem à medida que envelhecemos. Somos o que comemos, de modo que não podemos comer *qualquer coisa*. Quem come *qualquer coisa* acaba se tornando *qualquer coisa*. Para minimizar os efeitos adversos de não dormir à noite, por exemplo, os trabalhadores noturnos devem esquematizar uma rotina alimentar saudável, associada a uma atividade física diária. Alimentos funcionais, suplementos nutricionais e antioxidantes protegem o organismo, minimizando os danos produzidos pela transgressão do ritmo biológico.

## 2. EXAMES E AVALIAÇÃO FÍSICA

**Quais são os exames que o nutrólogo solicita na primeira consulta?**
Após coletar dados sobre a queixa principal, a história do paciente, seus hábitos, onde e com quem mora, são requisitados exames de sangue para melhor avaliar e documentar o estado nutricional, os perfis hormonal e bioquímico. Geralmente, nos exames de sangue, solicito as dosagens dos hormônios sexuais e tireoidianos, de minerais como potássio, cálcio, magnésio, ferro, sódio, zinco, selênio, das proteínas totais e frações, de vitaminas A, B12, D, E, do ácido fólico, da glicose, hemoglobina glicada, insulina, os testes de Homa IR e Homa beta – que indicam a resistência insulínica e a vulnerabilidade ao diabetes tipo 2. Solicito marcadores inflamatórios, como homocisteína e proteína C reativa, que avaliam a vulnerabilidade para doenças tromboembólicas e infartos. Marcadores tumorais, minerais tóxicos e testes referentes a intolerâncias e alergias alimentares são, por vezes, também requisitados, assim como a densitometria óssea e exames de imagens. A solicitação de exames específicos depende da clínica e das queixas do paciente.

**E como é a avaliação física do paciente na primeira consulta?**
Começo com a avaliação antropométrica, tomada do peso, estatura e medida de três circunferências – abdome, cintura e quadril. Meço, com adipômetro (instrumento semelhante a um compasso que mede a espessura da gordura na região

aferida), três dobras cutâneas: tríceps, suprailíaca e coxa, nas mulheres; peitoral, abdome e coxa, nos homens. Estas são respectivamente as regiões onde mais se acumulam gorduras no corpo da mulher e do homem. A partir destes dados inseridos em uma fórmula criada por pesquisadores em antropometria (ciência que estuda e avalia as medidas de tamanho, massa e proporções do corpo humano), calcula-se o percentual de gordura da pessoa, que é comparado com a faixa ideal, segundo uma tabela adaptada à idade e ao sexo do paciente. Utilizo também uma balança que, por bioimpedância, me dá mais detalhes sobre o peso da massa muscular, peso da gordura e dos líquidos corporais.

**Qual é a segunda etapa?**
A do exame físico. Geralmente inicio pelos membros inferiores. É importante observar os pés, ver se há micose nas unhas ou entre os dedos, se há fissura na planta dos pés, descamações, examinar a região dos tornozelos. Se ela está edemaciada e como está o retorno venoso. Há varizes nas pernas? Flacidez muscular? Pouca massa muscular? Ressecamento na pele? Celulites em coxas? Na palpação do abdome, observo o volume e o tônus da musculatura, apalpo o fígado e procuro perceber se há maiores concentrações de gases estomacais e/ou intestinais, acúmulo de fezes e dores à palpação. É importante observar as unhas das mãos. Elas são quebradiças? Estão descamando? Unhas frágeis costumam ocorrer no hipotireoidismo e na má nutrição. Pergunto sobre o volume dos cabelos. Está diminuindo? Há queda de cabelo? Na medicina chinesa, a força dos cabelos é relacionada com a vitalidade, o vigor físico e a energia dos rins, relação que não se aplica, no entanto, às

pessoas geneticamente calvas. Assim, podemos relacionar estes dados físicos com o metabolismo da tireoide e com o estado nutricional da pessoa. A prescrição de determinados aminoácidos combinados a minerais e vitaminas pode fortalecer as unhas e os cabelos. Com o paciente sentado, procedo à palpação da tireoide, observo a coloração da esclerótica (mucosa branca dos olhos) e ausculto coração e pulmões. Verifico pulso e pressão arterial, a hidratação da língua e o tipo de saburra que a reveste.

### O que é exatamente a saburra?
É a crosta esbranquiçada ou amarelada que cobre a superfície da parte superior da língua. Trata-se de uma massa formada por células epiteliais descamadas, proteínas salivares e restos alimentares que servirão de substrato alimentar para as bactérias presentes na boca. Desde a Antiguidade, ela é relacionada com alguma doença ou má digestão. Estagnação de alimentos no estômago e/ou nos intestinos resulta em saburra demasiada. Leite e seus derivados, como queijos, coalhada e creme de leite, aderem nas papilas da língua e tornam a saburra mais espessa. Uma saburra espessa propicia um substrato nutritivo para o crescimento de bactérias que geram mau hálito, doenças inflamatórias periodontais e gengivais. Com o tempo, a saburra espessa acaba abrindo portas para a retração da gengiva, que ocorre naturalmente com a idade, mas que é mais acelerada quando não se tem por hábito fazer a limpeza da língua.

### O que significa uma saburra espessa?
Na medicina tradicional chinesa os significados são diferentes, dependendo de suas características. Saburra esbranquiçada

está relacionada à sensação de frio (Yin), deficiências de energia no sistema baço/pâncreas, que diz respeito, por sua vez, ao transporte e à transformação dos alimentos no trato gastrointestinal. Ela é comum em pessoas que tomam muito leite e comem laticínios em excesso. A saburra amarela está relacionada à sensação de calor (Yang) e é frequente em pessoas que comem muitos petiscos e frituras, gostam e abusam do sal e consomem muita bebida alcoólica e cafezinhos. O aspecto da saburra oferece um indício sobre os hábitos alimentares e ajuda a estabelecer um diagnóstico. A escovação da língua ou sua limpeza com raspadores apropriados devem fazer parte da higiene matinal.

**A partir do exame físico, qual é o procedimento do médico?**
Como base do tratamento nutrológico, são traçadas metas comportamentais focalizadas na alimentação, orientando na escolha dos alimentos e no estabelecimento de horários para as refeições. Após o resultado dos exames, são prescritos suplementos ou medicamentos, se necessário, para as correções metabólicas.

**Durante um processo de emagrecimento, é imprescindível praticar exercícios físicos ou podemos emagrecer apenas fechando a boca, como se costuma dizer?**
Para emagrecer bastaria, em princípio, comer menos calorias do que o corpo precisa. O emagrecimento pode ser visto de forma aritmética. Podemos emagrecer apenas com uma dieta, mas, quando associamos a ela uma atividade física, podemos comer maiores quantidades, ganhar melhor forma física, resistência, equilíbrio, disposição, libido e saúde. A atividade física

colabora para o aumento da massa magra e do gasto metabólico basal. Ativa a formação de testosterona e, com isso, fortalece a massa óssea. Com mais músculos, o corpo gasta mais calorias mesmo em repouso e, por isso, podemos comer um pouco mais e não é necessário seguir uma dieta por vezes espartana. Logo, é possível emagrecer só fechando a boca, sem fazer qualquer atividade física, mas aí talvez surja flacidez, e certamente a pessoa deixará de adquirir músculos e ossos mais fortes, além de não obter os benefícios cardiovasculares que a atividade física proporciona. Sem dúvida, emagrecemos mais rápido, ganhando uma boa forma e disposição, quando associamos exercício físico e dieta alimentar.

**Qual o tipo de exercício físico mais indicado para acompanhar uma dieta de emagrecimento? Musculação? Atividade aeróbica? Alongamento? Ioga? Pilates? Caminhadas com ritmo? Algum esporte? Ou a combinação de várias modalidades?**
No processo de emagrecimento, o ideal é conciliarmos uma atividade física aeróbica, como caminhada em passos rápidos, corrida, bicicleta ou natação, com técnicas de fortalecimento muscular, como musculação, para evitar a flacidez. Pilates é uma excelente técnica que trabalha o tônus dos músculos, a respiração, o alongamento e dá consciência corporal. Com frequência, indico pilates para as mulheres que desejam tonificar a musculatura do abdome e períneo, especialmente quando ocorre flacidez da musculatura pélvica, e após o parto. Pilates previne também a incontinência urinária tão comum nas mulheres após os 60 anos. Para os homens barrigudos, o pilates auxilia no processo de redução do volume do abdome, não por queima de gordura, mas em virtude de um rearranjo postural.

Ioga e tai-chi-chuan trabalham músculos, respiração, equilíbrio físico e mental. Também são caminhos excelentes para quem busca a paz interior e quer travar um contato mais profundo com a própria percepção energética. É essencial que haja afinidade entre o praticante e a técnica para que a hora de se exercitar seja prazerosa. Devemos praticar alguma atividade física sempre, em qualquer idade. Costumo repetir um provérbio chinês: "Em água corrente não para mosquito." Ou seja: temos de nos mexer. Mas, pensando só no emagrecimento, os exercícios que mais ajudam a queimar gorduras depositadas no corpo são os aeróbicos: corrida, caminhada, natação, ciclismo, dança ritmada.

**Depois de emagrecer, se a pessoa se torna flácida, o que deve fazer para sua musculatura enrijecer novamente?**
Na maioria das vezes, os exercícios para fortalecer a musculatura e a suplementação de alguns aminoácidos são suficientes para a volta a uma boa forma física. Musculação, ginástica localizada e pilates são técnicas eficazes para aumentar o tônus (a firmeza) muscular. Em alguns casos, no entanto, só a cirurgia plástica será capaz de corrigir, por exemplo, a forma do abdome caído e os seios flácidos. Quando o abdome cresce muito com uma gravidez ou pelo excesso de peso, fibras de colágeno são rompidas, a musculatura se torna flácida e despenca. Surge o chamado "abdome em avental". Para corrigi-lo, não adianta emagrecer, passar cremes nem fazer musculação. Sobra a pele distendida, que não vai se retrair nem com exercícios nem com suplementos de aminoácidos. Nestes casos, só a cirurgia plástica resolve. O resultado costuma ser excelente para a autoestima e, com isto, a saúde melhora.

#### Quando recorrer à medicina estética ou à cirurgia plástica?

Procedimentos estéticos, cirúrgicos ou não, são indicados sempre que a pessoa tiver vontade e condições para mudar o que possa ser mudado. Quando a pessoa não se vê bem, quando não gosta da sua imagem e se sente desconfortável, por que não melhorá-la se isso for possível? A medicina estética, com técnicas pouco invasivas para a diminuição de rugas, como preenchimentos, aplicação de Botox, de ácidos para remover manchas e dar mais tônus à pele, entrou no mercado de beleza e conquistou muitos interessados nos *liftings* e nas cirurgias plásticas no rosto. Seus resultados, de modo geral, são passageiros, duram apenas alguns meses e exigem nova aplicação.

Muitos tratamentos estéticos atuam na redução da circunferência e das medidas corporais, mas a grande maioria age de forma sutil e passageira. Quando uma pessoa emagrece muito e sobra pele na região baixa do abdome, a única solução para removê-la é a abdominoplastia, ou seja, a cirurgia plástica de abdome. A lipoaspiração para gordura localizada retira a gordura, mas não estica a pele. Vale lembrar que a lipoaspiração só deve ser feita por cirurgião, em centro cirúrgico, com todo o aparato necessário em caso de emergência. A cirurgia plástica de correção das mamas, seja pelo aumento, seja pela diminuição de seu volume, melhorou a autoestima de inúmeras mulheres. A blefaroplastia, ou cirurgia de pálpebras, proporciona aparência rejuvenescida na área ao redor dos olhos e é eficiente quando os cremes que dão mais tônus à pele e retardam a formação de rugas não são mais eficazes. Procedimentos estéticos e de cirurgia plástica com fins estéticos, antes mais restritos às mulheres, atualmente são bastante procurados também pelo público masculino que, cada vez mais, preza manter uma boa aparência.

## 3. EDUCAÇÃO ALIMENTAR: SAÚDE, PRAZER E LIBERDADE

**Como combinar o prazer de comer e a saúde do organismo no cotidiano?**
Quando estamos mais atentos ao corpo, sentimos, claramente, os efeitos de uma alimentação gordurosa, mais doce, mais salgada ou com temperos artificiais. Por exemplo, percebemos o que estava azedo, passado ou então o que caiu mal, gerou mais gases, dilatou o abdome. Um corpo saudável identifica os alimentos ou bebidas que, após o prazer de saboreá-los, trazem prejuízo para o bem-estar. Quem concilia instintivamente o prazer de comer com a saúde é aquele que gosta de frutas, hortaliças, cereais integrais, grãos e proteínas animais com pouca gordura. É aquele que não quer a sensação de ficar cheio por causa de um prato gorduroso ou de uma guloseima a mais. Acredito que isso aconteça mais pelo prazer de sentir-se bem, pela sensação de bom funcionamento do corpo, pela energia que traz. Quem come de forma saudável, por prazer, é beneficiado com mais chances de ter saúde e vitalidade por mais tempo. Aprender a perceber o alimento, além do prazer gustativo, é essencial para que a pessoa se liberte até da contagem de calorias, da fixação nos pontos dos alimentos, da preocupação com carboidratos, das infindáveis regras alimentares que, dia a dia, são associadas à dieta da moda.

**Por exemplo?**
Quando temos o hábito de comer de modo saudável, percebemos a diferença no corpo e na energia após comermos ou

bebermos demais. No dia seguinte à ingestão noturna de bebidas alcoólicas podemos observar a evidente diminuição da energia e o cansaço durante a prática de exercícios físicos. Por isso, quem se cuida no dia a dia evita a dose a mais. É comum ocorrer inchaço nos pés após uma refeição rica em shoyu ou sal, como, por exemplo, no dia seguinte a um jantar japonês. Quem percebe isso, passa a usar menos sal, menos shoyu, menos glutamato monossódico. Estes limites não geram frustração em quem já tem o hábito de comer de modo saudável. É por prazer que o corpo diz não para evitar mal-estares. No entanto, quando estamos intoxicados pela má alimentação, acabamos nos acostumando com os desconfortos que provocamos no corpo. Aí, torna-se comum um pouco de azia, de refluxo, de roncos e inchaços. O mal-estar, em geral, passa a fazer parte da vida de quem é desregrado na hora de comer e de beber. Após duas ou três décadas de maus hábitos alimentares, uma malinha de remédios passa a fazer parte do dia a dia.

### O que vem a ser o bem-estar?

O conceito de bem-estar é subjetivo. Entende-se por saúde o estado de completo bem-estar físico, mental e social. Sendo assim, o bem-estar é o estado de uma pessoa que permite o bom funcionamento da atividade física e emocional do indivíduo. É um estado de saúde, leveza e energia.

Em relação a hábitos alimentares à medida que depuramos a alimentação e eliminamos da nossa rotina o que não é saudável ao bom funcionamento do corpo, vamos conquistando esse estado de bem-estar. Só quem se limpa internamente, através de bons hábitos alimentares, começa a perceber o que suja o corpo e compromete a energia.

**Então devemos promover uma educação alimentar?**
Exatamente. É comum falarmos em reeducação alimentar, mas, na verdade, muitas vezes os pacientes nunca tiveram uma educação inicial neste sentido. Portanto, temos de promover uma educação e não reeducação alimentar. Para perceber o efeito de uma boa nutrição no dia a dia, o ideal é seguir uma alimentação saudável durante pelo menos um mês. Depois de uma temporada de *limpeza*, logo nos damos conta do que ocorre após um abuso alimentar, o que é mais facilmente percebido pelos que estão acima do peso. Gordinhos e obesos reparam, com mais facilidade, a variação do peso e do tamanho da barriga ou inchaço nas pernas, após os abusos alimentares. Quando, após semanas de cuidados, *chutamos o balde* e comemos e bebemos a mais, o corpo vai padecer nas horas seguintes. São frequentes gases, má digestão, dor de cabeça e falta de energia.

**Qual é o regime saudável possível para pessoas de baixa renda?**
Da mesma forma que entre as pessoas de alto poder aquisitivo. É preciso restringir o consumo de gorduras e açúcares, assim como diminuir as porções de alimentos. A diferença estará nos produtos escolhidos. Para pacientes de baixa renda, sugiro o consumo de frutas da estação, sempre mais baratas. No Brasil, temos, durante o ano todo, mamão, maçã, limão, laranja, banana, além de frutas regionais como pitanga, cajá e caju. No início do verão indico, com frequência, abacaxi e melancia, por serem ricas em vitaminas, minerais e antioxidantes. Possuem ainda ação diurética e repositora de minerais. Em uma refeição do dia, deve-se comer pelo menos um destes vegetais folhosos: couve, espinafre, agrião, brócolis, couve-flor, repo-

lho, acelga, bertalha, alface. Deve-se também incluir, sempre que possível, tomate, abobrinha, berinjela, cebola, alho e todas as ervas que sirvam de tempero. A dieta dos habitantes da região do Mediterrâneo usa regularmente estes alimentos, que estão relacionados à sua saúde e longevidade. Arroz e feijão formam uma proteína completa, assim como milho com feijão. Sardinha tem ômega 3 e protege o coração. Ovo é nutritivo e tem todos os aminoácidos essenciais. A galinha é uma carne barata e deve ser consumida sem a pele. Deve-se retirar o máximo possível de sua gordura e desprezar a asa. Preparos à milanesa também devem ser evitados. As carnes podem ser cozidas ou preparadas na frigideira untada com óleo vegetal ou na brasa.

**E em relação à higiene das hortaliças, como devemos proceder?**
Alguns métodos muito simples e rápidos são eficazes para a higienização dos alimentos. Um deles é colocar os vegetais em um litro de água com duas colheres de sopa de vinagre. Após meia hora, retirar os vegetais e lavá-los em água corrente. O meio ácido faz com que as larvas e ovos, assim como as amebas, se desgrudem dos vegetais e sejam facilmente retirados com a água corrente. Lavar frutas e hortaliças em solução de vinagre e água é uma medida eficiente para o controle de vários micro-organismos, como o vibrião que causa a cólera. Essa medida é indicada, principalmente, para produtos consumidos com casca e ao natural, ou seja, sem qualquer cozimento, como os tomates e a alface da salada.

### E o uso de água sanitária?
Também é possível. Basta imergir os vegetais em um litro de água com uma colher de sopa de hipoclorito de sódio, a água sanitária, durante 15 minutos. Feito isso, lave-os com água corrente. O cloro mata as larvas e bactérias, sendo uma opção mais segura. No entanto, seu cheiro residual pode permanecer nos alimentos, mesmo depois da lavagem com água corrente.

Cabe lembrar que o uso de águas contaminadas para a irrigação e o emprego de agrotóxicos são os principais fatores de contaminação dos alimentos.

### Essas medidas são eficazes também para eliminar agrotóxicos?
Não completamente. Estes venenos se depositam, sobretudo, na superfície do alimento. Sendo assim, lavar bem as folhas e cascas ou mesmo descascar o alimento ajuda a eliminar parte dos resíduos de agrotóxicos. Alguns estudos mostram ainda que deixar o alimento de molho em uma solução de um litro de água e uma colher de sopa de bicarbonato de sódio (vendido em saquinhos no supermercado, junto aos temperos), durante 30 minutos, também ajuda a eliminar parte desses resíduos.

Mas o ideal é conhecer a origem dos alimentos e, quando possível, dar preferência aos orgânicos, que não utilizam agrotóxicos, principalmente no caso dos que serão ingeridos sem cozimento.

### Que outros cuidados devemos ter para não consumir alimentos impróprios?
Cheirar o alimento antes de colocá-lo na boca é a primeira medida. Instintivamente muitas mães fazem isso antes de ofe-

recer o alimento para sua criança. Guardas reais fazem isso para proteger o rei ou a rainha. É uma regra básica, primitiva. O aroma é um excelente filtro para o que está próprio ou impróprio para ser consumido. Em raras exceções, como no caso de queijos e coalhada, o cheiro é ruim, mas o alimento é bom.

Devemos também ter atenção com a estocagem dos alimentos. Não devemos ter dó de jogar fora tudo o que estiver envelhecido. Os fungos presentes em um vegetal passado podem se espalhar pelos outros vegetais da geladeira, estragando-os rapidamente. Uma laranja passada acaba com o frescor e qualidade do suco de toda uma jarra. Procure estocar somente o que será consumido, evitando compras excessivas e o consequente desperdício. Mantenha na geladeira as verduras, frutas e legumes que estragam rapidamente. Lembre-se de que baixa temperatura aumenta a durabilidade dos alimentos, ao passo que o calor acelera sua deterioração. Procure estocar os alimentos em local seguro, livre de produtos estragados, de venenos, como repelentes de mosquitos, e até mesmo de animais como gatos. Mantenha sua casa livre de ratos e baratas. Além de tudo isso, não devemos esquecer o mais simples: lavar as próprias mãos antes de manusear os alimentos e comê-los.

**Como fica o prazer à mesa se nos alimentarmos pensando sempre no que é saudável? Não vamos acabar perdendo o prazer gastronômico?**

Quem vem de um processo de *limpeza orgânica* avalia com maior clareza o custo/benefício do prazer imediato vindo de um alimento nocivo. O corpo passa a repelir espontaneamente os pratos mais gordurosos e os doces mais açucarados. Pode-se até comê-los, mas em menor quantidade. Pouco a pouco, percebe-se que o prazer não está associado apenas a quantidades e repetições. Podemos comer carnes, massas, beber refrigerantes e bebidas alcoólicas, mas nunca o *a mais*. Por essa perspectiva, tudo é permitido. Pode-se comer um medalhão na manteiga, como fazem os franceses, da mesma forma que não há mal em se deliciar com uma massa com queijo, como os italianos. Tudo depende da quantidade e da frequência. Tudo depende da gula.

**E o que é capaz de afastar a vontade do *a mais*?**
O desprazer corporal naqueles que já conhecem o bem-estar físico afasta a vontade do a mais. Quem cuida de si mesmo, cultivando hábitos saudáveis, não sente falta do excesso daquilo que preferiu não comer ou beber. Com o tempo, quem comia em demasia satisfaz-se da mesma forma comendo menos. Passa a arrumar o prato de maneira mais harmoniosa e percebe melhor o que come – por prazer e não para seguir uma regra. As *regras* talvez sejam vistas como restritivas por aqueles indivíduos que precisam romper com maus hábitos arraigados. No início, eles têm de dizer não aos excessos ou às más escolhas alimentares. Muitos passam pela frustração de querer e não poder comer determinado alimento ou uma quantidade maior. No entanto, como ocorre com todo vício, para vencê-lo, temos de ter um objetivo. No caso da alimentação, é preciso um mínimo de força de vontade para iniciar o processo de limpeza interna do corpo.

Um corpo *limpo* percebe melhor o que o *suja*. Feijoada é exemplo de uma comida extremamente pesada para quem mantém uma alimentação saudável. Numa feijoada, é comum repetir-se o prato com um pouquinho de cada coisa: feijão, carnes, linguiça, paio, arroz, farofa, couve refogada, brilhando de tanto óleo, e, às vezes, aipim frito, torresmo e laranja. Nestas ocasiões, em geral, bebe-se refrigerante, cerveja, caipirinha. Todo este excesso sobrecarrega o organismo, sobretudo no caso de quem vem seguindo uma alimentação equilibrada. Os que vivem transgredindo as chamadas *regras da boa alimentação* podem nem perceber o desconforto do corpo porque já estão habituados a ele.

**Pode-se dizer que este processo terá fim um dia e que haverá alta do tratamento?**
Após algum tempo de boa alimentação e de bons tratos, cresce o apego ao corpo, e a autoestima se eleva. Alimentação saudável é para a vida toda; não tem alta. Andar para trás, engordar e acabar com o resultado obtido pode acontecer bem rápido. Por isso, cuidar da alimentação é para toda a vida, assim como a atividade física, que deve ser feita regularmente. Esta disciplina de hábitos proporciona maiores prazeres e mais liberdade, pois a saúde leva à liberdade. Logo sentimos a diferença. Nossos movimentos ganham maior agilidade. Tornamo-nos mais leves, sobrecarregando menos os joelhos e tornozelos. O coração e o sistema cardiovascular e respiratório também agradecem.

# 4. ALIMENTOS FUNCIONAIS

**O que são alimentos funcionais?**
São os alimentos ou ingredientes que, além das suas funções nutricionais básicas, produzem efeitos benéficos no metabolismo ou em alguma função do corpo quando consumidos regularmente. Para terem esse efeito funcional devem ser ingeridos no dia a dia.

**Quais são suas propriedades?**
Os alimentos funcionais podem nos proteger das doenças degenerativas que surgem com o tempo. Entre os processos degenerativos que ocorrem com a idade, figura a redução da eficiência de todos os sentidos: visual, tátil, olfativo, auditivo e gustativo. Os olhos têm um prazo de validade de 40 anos. É quando, para quem não usa óculos, se torna difícil ler um cardápio de restaurante, uma bula de remédio ou se localizar em um mapa. Nos órgãos, os processos degenerativos se mostram no envelhecimento da pele, nas rugas e manchas, no enrijecimento das artérias e nas artroses. Câncer, aterosclerose e infarto também são decorrentes de processos degenerativos que podemos ou não ter ao longo da vida, o que depende da genética, dos cuidados e da vulnerabilidade de cada um.

Os alimentos funcionais não curam doenças, mas seu uso, no cotidiano, traz o aporte de componentes ativos capazes de reduzir o risco de certas doenças e a velocidade da evolução dos processos degenerativos. Os alimentos funcionais podem provocar efeitos antioxidantes em todos os tecidos do corpo, como também podem ser benéficos para a saúde dos intestinos, para a redução do colesterol e para o abrandamento dos sintomas do climatério.

**Podemos considerar alimento como remédio?**
"Que seu remédio seja seu alimento e que seu alimento seja seu remédio" e "Faça do alimento seu medicamento" são máximas atribuídas ao Pai da Medicina, Hipócrates. Tais afirmativas revelam a constatação de como os alimentos influenciam nossa saúde. Por sermos feitos de células que, por sua vez, são feitas de nutrientes, a qualidade de nossa matéria depende da qualidade dos alimentos que ingerimos. Podemos, então, observar e repetir: "Você é o que você come."

**Então há uma estreita relação entre alimento, saúde e energia?**
Sim. O alimento é o remédio mais próximo ao nosso alcance. Aquilo que comemos guarda estreita relação com nossa saúde e energia. Hipócrates exaltava a necessidade de uma alimentação adequada para a cura e manutenção da saúde. Uma alimentação nos moldes da alimentação mediterrânea – e vale lembrar que Hipócrates era grego –, rica em saladas de hortaliças temperadas com azeite e limão ou vinagre, aceto balsâmico, peixes, frutas frescas, nozes, amêndoas, castanhas, lentilha, grão-de-bico, forneceu o substrato nutricional e energético para que as populações dessa região se desenvolvessem saudáveis e fossem longevas.

**Como ocorre esta relação no Oriente?**
Na China e no Japão, o hábito de comer peixes e derivados de soja como o tofu contribui para a baixa incidência de doenças

cardiovasculares. O uso habitual de chás entre as refeições também é relacionado à saúde e longevidade. Eles não têm o hábito de lanchar à tarde nem de comer biscoitos, guloseimas ou refrigerantes entre as refeições. Muitas ervas que usamos no preparo de chás e inúmeras especiarias são por eles empregadas com funções terapêuticas. Logo, contamos com uma enorme farmacopeia que, por vezes, não sabemos aproveitar. Não é por acaso que a base dos medicamentos se encontra, em grande parte, em plantas medicinais. Os orientais sabem disso e, no dia a dia, se tratam com ervas.

**Como podemos fazer uma alimentação funcional no nosso cotidiano?**
Se você não tem o hábito de comer de forma saudável, convém refletir e mudar o rumo desta história. Não faça como certas crianças que simplesmente torcem o nariz para o que é saudável e dizem "não gosto", sem medir as consequências. Sempre é tempo de mudar para obter melhor qualidade de vida. Procure ficar mais atento ao viço e ao frescor dos vegetais, das frutas e dos sucos a serem consumidos. Apure o paladar e tente diminuir o uso de sal. Para que a comida não fique sem graça, use temperos como cheiro verde, açafrão, *curry*, noz-moscada, alho, alho-poró, cebola, pimentas e azeite extravirgem. Comer duas porções de hortaliças ao dia – por exemplo, uma salada no almoço e uma sopa no jantar – e três porções de frutas frescas é uma forma saudável de evitar câncer e doenças do aparelho cardiovascular. A alimentação saudável é como um cinto de segurança: não dá garantia total, mas protege bastante.

### O alimento pode ser veneno?
Sem dúvida. Uma simples empada feita com camarão passado pode ser um desastre para o aparelho gastrointestinal, causando diarreias e infecção intestinal. Ostras, mariscos e frutos do mar deterioram facilmente e devem ser evitados quando suspeitarmos da higiene do local de venda ou do vendedor. Da mesma forma, os alimentos enlatados podem se tornar venenos quando abertos e guardados sem refrigeração na própria lata.

### É o que provoca o botulismo?
Sim. O botulismo é uma infecção rara, porém severa, causada por alimentos contaminados por bactérias do tipo *Clostridium botulinum*, que fabricam sua toxina na lata aberta. Estas bactérias podem se desenvolver nos embutidos e salsichas mal-conservados e contaminados.

### Quais são os sintomas do botulismo?
Dor de cabeça, dor à deglutição, secura na boca, podendo evoluir para paralisia cardiorrespiratória e morte.

### Quais os cuidados necessários na hora de comprar ovos?
Antes de tudo, certificar-se da integridade das cascas. Não coma ovos rachados e evite guardá-los na porta da geladeira. Deve-se mantê-los arrumados em uma prateleira. Assim, evitamos que se machuquem com o constante abre e fecha da porta. Ovos com a casca rachada podem se tornar um meio favorável ao desenvolvimento das salmonelas, bactérias que podem trazer sérios prejuízos à saúde, provocando náuseas, vômitos, febre alta, desidratação. Ocasionalmente levam à morte, principalmente no caso de crianças e idosos.

**As salmonelas podem ser encontradas em outros produtos?**
Sim, principalmente em produtos de origem animal contaminados, em carnes e pastéis recheados.

**Que outros eventuais venenos os alimentos podem conter?**
Além daqueles de ação rápida, causados pelas bactérias ou toxinas produzidas nos alimentos, há também os de ação lenta, consumidos no dia a dia por bilhões de pessoas no mundo todo. São as extravagâncias e os excessos alimentares, os fast-foods não saudáveis que constituem a base alimentar da maioria das pessoas nas sociedades modernas. Aos poucos, vão causando doenças degenerativas, semeando mal-estar, hipertensão arterial, infartos, acidentes vasculares, diabetes, obesidade e câncer.

**Arroz integral ou branco: qual a melhor escolha?**
Sempre que puder, opte por produtos integrais – farinhas, pães, arroz, cereais. Eles têm mais nutrientes na forma de vitaminas, fibras, minerais e aminoácidos. Em termos calóricos, os dois tipos de arroz são equivalentes. No entanto, o integral dá uma sensação de saciedade mais prolongada e é mais indicado aos diabéticos pelo fato de ter menor índice glicêmico, isto é, transforma-se em glicose e eleva a glicemia mais lentamente do que o arroz branco.

**Arroz engorda mesmo sendo consumido sem acompanhamentos?**
Só comer arroz pode não engordar. Dez colheres de sopa de arroz têm em média 350 calorias, o que corresponde às calorias de uma refeição usual numa dieta balanceada. Mas comer apenas um alimento em uma refeição – a monodieta – não é a

prática ideal. Faltarão nutrientes de outros alimentos para que a dieta seja completa. Uma alimentação só à base de arroz pode ser indicada para uma *limpeza* do corpo. É válida, a meu ver, se ficar restrita a uma refeição ou por um ou dois dias inteiros, visando um detox. Algumas décadas atrás, nos anos 1970, foi bastante divulgada a prática de macrobióticos passarem dias e dias só comendo arroz integral para depurar toxinas e, quem sabe, chegar à iluminação espiritual. Muitos ficaram pálidos e opacos. É possível promover uma limpeza orgânica com uma xícara de arroz cozido que pode ser incrementada com vegetais, como cenoura, vagem, brócolis e cebolinha e salsa picadinhas. Um arroz colorido com vegetais é bem nutritivo. Assim, enriquecemos o arroz com mais vitaminas e antioxidantes.

**Que associação podemos fazer entre os alimentos e as substâncias que protegem a saúde?**
Veremos isso nos tópicos a seguir:

**ALIMENTOS QUE NOS PROTEGEM**

- Os vegetais folhosos, como espinafre, brócolis, couve, repolho, assim como a vagem e o feijão, são fontes de ácido fólico, que agem em várias frentes: na prevenção das doenças vasculares obstrutivas relacionadas à formação de coágulos e trombose; no déficit de atenção, assim como na prevenção de más-formações congênitas relacionadas ao tubo neural (responsável pela formação do sistema nervoso e cérebro); e no fechamento dos folhetos embrionários na gravidez. O uso de ácido fólico durante os meses que antecedem a gravidez e nas primeiras semanas de gestação previne cardiopatias congênitas, fenda palatina e lábio leporino. Além de fontes de ácido fólico, o repolho, a couve, a couve-flor, o espinafre e o brócolis são vegetais do grupo das crucíferas, fonte de glicosinolatos relacionados com a prevenção do câncer de mama.

- Tomate, goiaba e melancia são fontes de um pigmento vermelho denominado licopeno, que atua como antioxidante preventivo da formação de placas de colesterol ao longo das artérias. Evita o enrijecimento delas e reduz o risco de doenças cardiovasculares. O consumo habitual de alimentos ricos em licopeno é relacionado à menor incidência de câncer de próstata.

- Já o alho e a cebola, que contêm compostos sulfurados e uma substância chamada alicina, diminuem o colesterol, evitando a formação de placas de gorduras oxidadas, e ajudam a reduzir a pressão arterial e prevenir o câncer gástrico.

- O azeite de oliva virgem, consumido de forma regular, nas refeições, é relacionado à redução do LDL colesterol e a incidências menores de doenças obstrutivas coronarianas, por causa da sua gordura monoinsaturada. Promove uma ação anti-inflamatória vascular e preventiva de câncer. Os efeitos protetores desse tipo de azeite são mais eficazes nas primeiras décadas de vida, o que sugere que seu consumo deve ser iniciado antes da puberdade e mantido durante toda a vida.

- Os peixes, em especial os mais ricos em óleo ômega 3 – salmão, atum, bacalhau fresco, sardinha, linguado, pescada, arenque, robalo e truta –, reduzem a hipertensão e o risco de doenças cardiovasculares. O ômega 3 reduz o colesterol e os triglicerídeos e protege contra o ressecamento da pele. Diminui ainda a probabilidade de ocorrência de câncer de mama, cólon, pele, pulmão, próstata e laringe.

- Grãos e proteína de soja, sucos de fruta com soja, tofu e missô têm fitoestrógenos – isoflavonas, genisteína e daidzeína – como substâncias ativas. São elementos químicos existentes em determinados vegetais e agem de forma parecida com o estrogênio, hormônio feminino, minimizando os calores da menopausa. A soja também ajuda na prevenção do câncer de mama, cólon, reto e próstata. O consumo de 30 a 50 gramas de proteína de soja por dia reduz em até 30% o risco de doença coronariana porque diminui o LDL colesterol e baixa os triglicerídeos.

- Todos os iogurtes e coalhadas são fontes de lactobacilos e de bifidobactérias que ajudam a prevenir câncer de cólon e aumentam a resistência às infecções. São também reguladores intestinais.

- Na aveia e cevada, há fonte de vitaminas do complexo B, assim como a fibra solúvel betaglucana, que reduz o risco de câncer de estômago e intestinos, diminui o LDL colesterol e ajuda no controle da glicose no sangue.

- As sementes de linhaça são ricas em óleos essenciais, como o ômega 6 e o ômega 3, que auxiliam na diminuição do colesterol. Atuam também no funcionamento dos intestinos, tratando constipações e ajudando a prevenir o câncer intestinal. Também são fontes de ligninas, que reduzem a probabilidade de câncer ginecológico.

- Laranja, tangerina, lima-da-pérsia, limão e grapefruit são frutas funcionais. Ricas em vitamina C e limonoides, sua ação é antioxidante e anticancerígena. As uvas, especialmente as roxas e as vermelhas mais escuras, são fontes de resveratrol, o flavonoide que ajuda na proteção do aparelho cardiovascular. O resveratrol auxilia na redução do colesterol total e favorece a elevação do HDL.

- O resveratrol presente nos vinhos tintos ajuda na prevenção de doenças cardiovasculares, isquemias, infartos e derrames, reduzindo o LDL colesterol. Mas atenção: não se deve abusar do consumo diário de vinho tinto, pois este pode ser o prenúncio de um futuro vício alcoólico.

- O chá-verde e o chá-preto são bebidas funcionais. Ricos em catequinas e relacionados à longevidade, diminuem a formação de ateromas – as placas de gordura oxidada e os tecidos fibrosos que se formam nas paredes das artérias, endurecendo-as. São também indicados para a prevenção do câncer.

CAPÍTULO II
# TOQUES ESTRANGEIROS

De alguns anos para cá, os restaurantes orientais ficaram na moda entre nós. Com frequência cada vez maior, peixes e chás digestivos passaram a fazer parte da mesa dos brasileiros. Por quê? Não foi apenas a globalização da economia, dos hábitos e dos costumes dos povos a responsável por esta tendência. De modo semelhante, azeite extravirgem, tomates, hortaliças, pimentões, cebolas, amêndoas e nozes, entre outras delícias, entraram na dieta cotidiana nacional, vindos da gastronomia doméstica mediterrânea.

Por causa das similaridades que mantém com nossa dieta, a culinária mediterrânea se adaptou com mais facilidade à nossa realidade. Já a cozinha oriental foi sendo absorvida aos poucos, por conta do fascínio exercido por seus usos, costumes e sabores tão provocantes e diversos. As duas vêm de povos magros, ágeis e longevos.

A seguir, João Curvo comenta algumas questões abordadas em *A medicina clássica do imperador amarelo*, de Huang Di Nei Jing, que viveu 2.500 anos antes de Cristo. Ainda hoje, este livro é considerado a bíblia e pedra angular da medicina e, em particular, da dietética da população chinesa. Nele há sugestões para uma alimentação saudável, apresentadas na forma de mandalas desenhadas e superpostas, segundo ciclos da natureza e da existência humana. São considerados a hora do dia, as quatro estações do ano, as idades do homem e os ciclos dos cinco elementos energéticos fundamentais – terra, água, fogo, madeira e metal.

Segundo esses ensinamentos, de manhã bem cedo é a hora do intestino. Depois, é o momento do estômago. O horário do almoço é do coração e, em seguida, se sucedem os momentos da bexiga, rins, dos aparelhos circulatório, genital e dos órgãos sexuais. As estações do ano também influenciam diretamente as escolhas alimentares na culinária chinesa. Na primavera, recomenda-se o consumo de brotos, símbolos do renascimento e da renovação. No verão, deve-se dar preferência a frutas frescas e suculentas, e a carnes magras. No outono, temperos picantes para aquecer e enfrentar a melancolia. No inverno, é a vez dos feijões, grãos, sementes, quinoa, arroz integral e temperos fortes para estimular a energia.

Eis aí um sábio roteiro para viver bem – e durante muito tempo.

# 1. O MUNDO NA NOSSA MESA

De duas décadas para cá, a alimentação oriental tornou-se mais conhecida no Ocidente, onde foi adotada com entusiasmo. Por quê?
São várias as causas para a abertura, em pouco tempo, de tantos restaurantes orientais no Brasil. Uma delas é a própria globalização, como também o número expressivo de colônias de imigrantes orientais que se estabeleceram especialmente em São Paulo, nos estados do Sul e na região Centro-Oeste do Brasil. À medida que a comunicação entre os povos aumenta, seus respectivos hábitos e estilos de vida são divulgados. A associação entre longevidade e qualidade de vida e o uso cotidiano de certos alimentos reforçou a curiosidade em torno dos hábitos alimentares dos orientais porque eles se mantêm magros, ágeis, saudáveis e são longevos. Assim, a culinária japonesa, por exemplo, logo conquistou seus fãs com o uso de peixes, em sushis e sashimis, em que os sabores se misturam com grande arte.

Por que a soja, hoje, é utilizada com tanta frequência?
Adotamos o hábito de consumir soja pela influência dos imigrantes orientais e também porque o Brasil se tornou um grande produtor. A soja é dos alimentos mais usados no Oriente sob várias formas. Temos a soja em grãos, o missô, o tofu, carne de soja, hoje vendida com o nome de proteína texturizada de soja, o leite de soja, ou seja, seu suco. É um alimento funcional, e seu uso habitual é relacionado à menor incidência de

doenças cardiovasculares e câncer. Aos poucos, o brasileiro foi introduzindo produtos de soja em sua lista de compras. Muitos alimentos industrializados têm a soja entre seus ingredientes. Hoje, o Brasil é o maior produtor de soja do mundo. Esta produção alimenta e estimula o consumo. Com isso, derivados da soja já fazem parte do dia a dia não só dos orientais, como também dos brasileiros.

**E a cozinha mediterrânea? Quais são seus benefícios?**
Eles também se relacionam à longevidade. Essa culinária utiliza habitualmente peixes, azeite, hortaliças, tomates, alho, cebola, pimentões, berinjela, cheiro-verde, nozes, amêndoas, limão e uva. Nós nos adaptamos muito facilmente a este estilo alimentar. Por meio das substâncias presentes nestes alimentos, podemos retardar as degenerações que marcam o envelhecimento do corpo. No dia a dia, eles colaboram para evitar várias doenças, como câncer, tromboses e infartos. É uma culinária charmosa e saudável.

**Aqui, no Brasil, ainda não encontramos alguns ingredientes para fazer essas comidas em casa. Existem meios de substituí-los sem perder os benefícios alimentares originais?**
Podemos nos adaptar à culinária saudável que vem de fora, apropriando-nos dos alimentos que temos mais à mão, em cada região, substituindo os temperos originais por similares.

**A cozinha *fusion*, um *mix* de Ocidente/Oriente, traz benefícios?**
Sim. Devemos nos aproximar do lado bom de cada tipo de culinária. Existe um grande leque de formas saudáveis de preparação dos alimentos, mas se preparamos de forma insossa vamos achar tudo sem graça. A aceitação do prato depende da

forma de preparo. Lembro sempre que a refeição tem de ser prazerosa.

**Quais as ervas, especiarias e alimentos das culinárias estrangeiras que podem ser adotados com sucesso?**
Açafrão ou cúrcuma longa, cardamomo, *curry* e massala, que é uma combinação de especiarias, todos chegaram a nós por influência da culinária indiana. Segundo a dieta ayurvérdica, um dos segredos para comer pouco é colocar especiarias de todos os sabores numa única refeição. Isso facilitaria a digestão, a absorção adequada e a queima da gordura excedente no corpo. A massala, por exemplo, é um mix de especiarias que, geralmente, tem cominho, pimenta-do-reino, gengibre em pó, coentro, noz-moscada, cravo e canela.

Já as pimentas, os pimentões, o gengibre são comuns na culinária oriental e europeia. Tomates de todos os tipos, radicchio, berinjela, salsa, manjericão, orégano, tomilho, alecrim, hortelã, azeitonas e azeite extravirgem vieram por influência dos povos do Mediterrâneo, europeus e habitantes do Oriente Médio. Avelãs, nozes, amêndoas, castanhas, tão benéficas à saúde, chegaram por intermédio dos europeus. Cranberry, fruta originária no Hemisfério Norte, também já se encontra aqui. Tanto a fruta como seu suco possuem ação antioxidante e auxiliam no tratamento e na prevenção de infecções urinárias repetitivas, mais comuns em mulheres.

Quinoa, chia e amaranto, originários das regiões dos Andes, são alimentos que chegaram recentemente às casas brasileiras, principalmente nos grandes centros. Altamente nutritivos, vale a pena incluí-los na dieta. As sementes de chia, por exemplo, alimento sagrado para o povo maia, são fontes de energia, ômega 3, vitamina E, minerais e aminoácidos.

## 2. TOQUES ORIENTAIS

**Em geral, a cozinha do Oriente tem mais temperos de ervas e menos gorduras. A cozinha chinesa é uma exceção – é extremamente gordurosa. Ela é benéfica?**
Determinados pratos vêm banhados em gordura, sim, mas o detalhe é que eles comem pouco. A cozinha dos restaurantes orientais que conhecemos no Ocidente é diferente da cozinha do Oriente. Lá, as pessoas comem gorduras e frituras, mas nunca em grandes porções. Paralelamente, pedalam em suas bicicletas diariamente; elas são realmente o meio de transporte adotado pela maioria da população em seus deslocamentos. Praticam tai-chi-chuan todos os dias e bebem chá-verde entre as refeições. Tudo isso faz com que o povo chinês seja magro. Aqui, é comum a pessoa comer pratos gordurosos em uma refeição e ainda beliscar pães ou biscoitos nos intervalos. O brasileiro engorda simplesmente pelo fato de comer mais do que gasta em calorias. A população urbana, que trabalha o dia inteiro em escritórios, é, em sua maioria, sedentária.
Perceber os sabores dos alimentos é essencial para quem deseja comer melhor e em menor quantidade. Aprendemos também com os orientais que, para maior percepção do que ingerimos, temos de comer devagar, pois só assim vamos nos dando conta do movimento dos alimentos no nosso corpo.

**Como os alimentos *movimentam* o corpo?**
Os alimentos produzem movimentos em direções energéticas através de todo o corpo. Os alimentos de sabor picante e de na-

tureza quente, como as pimentas, gengibre, alho, cebola, *curry* e raiz-forte, produzem um movimento para cima e para fora. A dieta chinesa chama atenção para o fato de que basta comer um destes alimentos ou temperos e logo sentimos calor na cabeça (movimento para cima) e transpiramos (movimento para fora), ou seja, há movimentos de líquidos e energia para cima, na direção do pescoço, da testa e proximidades da comissura labial. Pessoas de pele mais clara ficam vermelhas quando comem temperos fortes. Já alimentos refrescantes, de sabor doce, como melão, melancia e abacaxi, refrescam e movem a energia para baixo – têm, inclusive, um efeito diurético (movimento para baixo).

**No Vietnã, diz-se que para facilitar a digestão convém tomar o chá uma hora depois de acabar de comer. Então, não há benefício em tomar o chá logo após a refeição?**
Uma xícara de chá, como o de hortelã, louro, orégano, funcho ou erva-doce, realmente pode ajudar na digestão. No entanto, após uma refeição mais farta, o melhor é ingerir o chá uma hora depois. Assim, o estômago faz o seu trabalho inicial e não fica sobrecarregado com uma xícara a mais de líquido – mesmo que seja de um chá digestivo. A quantidade deve ser restrita a cerca de 150 ml. Muito chá atrapalharia a digestão porque o líquido, quando em excesso, diminui a velocidade do esvaziamento do estômago.

**O que há de especial na alimentação japonesa que torna a população do país conhecida pela sua longevidade?**
Isto ocorre em virtude de vários hábitos alimentares, sendo um deles o consumo quase cotidiano de peixes. O óleo ômega

3, presente nos peixes, propicia boa proteção cardíaca, evita a formação de placas de gordura nas artérias, protege a pele. Seu uso diário ajuda a evitar o câncer de pele, assim como trombose e infartos. A raiz-forte japonesa ou *wasabia* também contribui para a saúde, possui efeito antioxidante e é considerada antisséptico natural; é por isso que acompanha sempre os pratos de peixes crus, que estão mais sujeitos aos riscos da contaminação. Há estudos que também relacionam uso cotidiano de chá-verde com a longevidade devido a seus flavonoides de ação antioxidante. Já o uso regular de missô e tofu está relacionado com a menor incidência de câncer de mama e de próstata. Além de especiarias, os japoneses acrescentam, em muitos pratos, algas marinhas, que são alimentos proteicos e ricos em minerais. Japoneses que moram no Japão consomem poucos doces, o que é relacionado à menor incidência de diabetes entre eles, se comparados aos japoneses que migraram para o Brasil e os Estados Unidos. O hábito de comer com palitos de madeira, *hashi*, contribui para que comam menos. Os pratos japoneses têm uma bela apresentação que agrada visualmente. Normalmente, a quantidade do que comem é bem pequena se comparada com nossos padrões ocidentais. Sua culinária se desenvolveu durante o longo período em que o país ficou isolado do restante do mundo. Por isso, ela é tão particular.

**Os orientais valorizam a interação do corpo com a natureza. Que benefícios isso traz?**
Perceber as sutis interações do corpo com a natureza facilita o trabalho de se cuidar. Somos feitos de elementos da natureza. Interagimos com ela o tempo todo, na secura, na umidade, na fartura, na penúria, no frio e no calor. Vivemos à custa da

natureza. A observação da natureza externa, que nos cerca, alimenta o conhecimento interno do nosso corpo, nosso microcosmo. Observar o próprio corpo e nossas respostas emocionais fornece elementos para que possamos lidar melhor com a vida e tirar melhor proveito dela. Estar atento a nossas vulnerabilidades, tanto em cada estação do ano como no ciclo das 24 horas de um dia, nos ajuda a traçar metas de modo a não nos deixarmos levar, por exemplo, pela vontade de passar o outono sentado ou deitado no sofá, assistindo a vídeos e comendo biscoitos e bolos com muita farinha e açúcar. Falo isso porque no outono aumenta nossa vontade de doce, segundo observação milenar. Não há comprovação científica, mas podemos notar que muitas pessoas passam a comer mais doce a partir da Páscoa. Os chocolates expostos em toda parte e as campanhas para vendê-los incrementam ainda mais esse desejo. O doce, a princípio, ajuda a acalmar a vida. No outono, após o festivo verão, é comum o corpo pedir para descansar mais. Daí a vontade de se largar em um sofá em vez de se exercitar. Nessas horas, nosso lado mais sério, que percebe as nuances da natureza e dos nossos boicotes, precisa chamar a atenção do lado preguiçoso, ganhar o duelo entre os dois e colocar o corpo em movimento. Do contrário a preguiça é capaz de nos dominar dias a fio. "Em água corrente não para mosquito" é um provérbio chinês que já mencionei, mas que merece ser sempre lembrado. Neste sentido, temos de reagir, colocando o corpo e a mente em movimento. As atividades físicas, principalmente aeróbicas, têm efeito antidepressivo e ajudam na motivação, proporcionando prazer, elevando a autoestima. Iniciar algum curso ou se dedicar a um estudo é bem indicado para o mês de março, outono no Brasil.

**Qual é a relação estabelecida pelos orientais entre alimentos, órgãos e ciclos do tempo?**

Há milênios, os orientais são sábios observadores da natureza e ensinam que a cada duas horas um órgão ou função se encontra mais polarizado. Eles identificaram um relógio biológico. Observaram que assim que o Sol nasce é a hora de o intestino funcionar. De fato, é quando as pessoas acordam e se levantam da cama, que sentem vontade de ir ao banheiro. É o momento de eliminar – urinar e evacuar – para começar o dia mais leve. Esta eliminação pela manhã libera, inclusive, o abdome para caminhadas, para o trabalho, para a atividade física e mental. Na primeira metade do dia, a digestão é mais bem processada. Nesta faixa de horário assimilamos muito bem uma refeição mais farta. Das 11 às 13 horas é o horário do coração – nesta faixa do dia não devemos submetê-lo a esforços maiores. Por isso, ginástica aeróbica e corridas ao sol do meio-dia devem ser evitadas. O almoço deverá ser leve, a fim de não dar preguiça às três horas da tarde, como é tão comum acontecer com aqueles que almoçam um prato mais cheio. Da parte da tarde até às 21 horas, é a faixa de horário em que se têm mais polarizados a sexualidade, a bexiga, os rins e a região genital.

O ritmo natural do ser humano é diurno; ele tem hábitos diurnos e sono noturno. Depois que surgiram a luz elétrica e todos os aparelhos tecnológicos de comunicação, boa parte da população só dorme após meia-noite. Estamos mudando hábitos inerentes à nossa natureza. Por isso, quem dorme tarde paga um preço, porque o sono da noite é o mais compensador. Durante o sono noturno, são polarizados a vesícula biliar e o fígado. É a hora em que precisam de repouso. Por isso, comida em excesso à noite, sobretudo gordurosa, em geral oferece a sensação de peso, afrontamento e má digestão. A noite foi feita para dormir. No meio rural, assim que o galo canta, não demora muito, os humanos começam a acender o fogão e, depois, a sair de suas casas. É assim na roça; sempre foi assim no campo. Ao acordar, como os animais fazem, devemos nos espreguiçar, expirar e inspirar profundamente para o reinício do movimento energético em nosso corpo. Recomeçamos o dia expandindo os pulmões. É o primeiro movimento do ciclo de cada dia, desde o primeiro choro no nascimento. Este é um ciclo de 24 horas, mas há o outro, das quatro estações, que se estende ao longo do ano. E há também os ciclos da vida: infância, adolescência, maturidade e velhice. Todos eles se correlacionam em espiral com o movimento dos cinco elementos – água, madeira, fogo, terra e metal –, que servem de base energética para a saúde e busca da compreensão da própria natureza.

**Segundo o ciclo das estações do ano, o que podemos fazer para nos sentirmos bem durante a primavera, segundo preceitos chineses?**
A primavera é o início do movimento das estações, com estreita relação com o renascimento. Por isso, devemos experimentar renascer a cada primavera, o que significa dar vida às nossas esperanças. Na primavera, é indicado cultivar o bom humor – ele ajuda a energia a fluir. O bom humor desengarrafa trânsitos energéticos. O mau humor trava as costas, o rosto, a circulação de energia em nossos órgãos e dificulta as boas relações de trocas, inclusive com nossos líquidos corporais. Mau humor eleva a secreção de cortisol, um hormônio fabricado pelo organismo que, em excesso, aumenta a gordura abdominal e

retém líquidos. Para ter bom humor, precisamos buscar o prazer. Muita obrigação com pouco prazer é uma associação certa para trancar a energia e desencadear doenças. Mesmo em meio ao corre-corre da vida, não deixe a alegria de lado.

Na primavera, também convém doar as peças do guarda-roupa que não são mais usadas. Muitas vezes, elas ficam esquecidas no fundo de armário ou da gaveta, e a energia, principalmente na primavera, não pode estagnar. Limpar as gavetas e sacudir a poeira acumulada é importante para a brisa do novo entrar.

### E quais são os alimentos benéficos neste período?
Antes de tudo, lembremos que o fígado é o órgão que deve ser cuidado na primavera. Sua função energética é a de distribuição da energia. Entre os alimentos recomendados nesta estação destacam-se os brotos vegetais, alface, acelga, agrião, chicória, espinafre, berinjela, cenoura, beterraba, batata-baroa, inhame, arroz integral, amaranto e quinoa. Entre as frutas frescas, pera, maçã, laranja-lima, tangerina, mamão, melão, melancia. Entre as proteínas animais, as mais indicadas são as da carne branca, como peito de frango, de peru e peixes, assados, cozidos ou grelhados. Nada de frituras. Chás da primavera: de dente-de-leão, carqueja, boldo, camomila, capim-cidreira, hortelã. Devemos evitar gorduras e bebidas alcoólicas porque agridem o fígado e geram estagnação de energia. A bebida alcoólica também causa fadiga no dia seguinte, diminuindo a resistência na atividade física, colaborando ainda mais para a estagnação. Evite também comer petiscos fritos, embutidos, carnes gordas, manteiga e queijos gordurosos. Eles criam um processo de es-

tagnação de energia no aparelho digestivo que repercute em todo o corpo. Para limpar o fígado, o melhor remédio é a água.

**Quais sentimentos devem ser cultivados durante a primavera?**
Estimular nosso lado generoso, a compaixão, a compreensão e o não julgamento. Evitar raiva, ciúme, mágoa e rancor. Estes sentimentos, segundo a medicina chinesa, podem gerar o chamado *fogo do fígado*, que nos consome e pode fazer surgir tremores nas pálpebras, tonteiras, labirintites, zumbidos. O *fogo do fígado* também pode provocar gastrite, *fogo no estômago* e dores no peito. Excesso de gorduras, álcool e sentimentos abafados de raiva podem desencadear isquemias e acidentes vasculares.

**Qual é a alimentação apropriada para o verão, segundo os orientais?**
Verduras folhosas cruas, brotos vegetais, legumes crus, pepino, rabanete e tomate para saladas. As frutas, que no verão brotam de forma abundante, são indicadas para refrescar o calor e hidratar os tecidos do corpo. As carnes devem ser magras. Evitar as gorduras animais e as frituras. O verão polariza o coração; devemos beber e comer tudo o que sabemos que faz bem à circulação, como água, sucos de frutas, água de coco, peixes, cereais e saladas. O sol, se bem dosado, também é um remédio do verão, colore a pele e nos dá ares de saúde, viço e juventude. Banho de sol durante cerca de 15 minutos, sobretudo antes das dez horas da manhã, revitaliza os rins e a energia sexual. O sol determina a força dos ossos, nos impulsiona, dá coragem e ativa a energia sexual. Ficar meses a fio distante dos raios do sol pode dar à pele uma tonalidade mais clara

e sem manchas, mas, em contrapartida, traz prejuízo para a nossa expressão Yang, a expressão do fogo, do dinamismo e da alegria, sentimentos associados ao verão. O sol revitaliza.

**Depois do verão é a vez do outono – uma meia-estação, como ele é conhecido no Brasil. Como proceder e como se alimentar, adaptando os saudáveis preceitos orientais?**
O outono é a estação da disciplina. É a fase do ano em que devemos realmente mudar o que precisa ser mudado, limpar a vida, julgar o que deve ser julgado. Sem este filtro, o crescimento fica mais difícil. Antigamente, na China, os julgamentos mais complexos eram agendados pelo Ministério do Outono, como era denominado, na época, o Ministério da Justiça chinês. Assim, também devemos filtrar o que entra na geladeira e no armário da cozinha. É o momento de refletir sobre os cuidados com nosso corpo, sobre nossa alimentação, sobre atividade física, como também avaliar estudo, trabalho. Busque então um modelo alimentar saudável para seguir pela vida afora. Para quem precisa emagrecer, sugiro não ter pressa. Do ponto de vista da energia, a melancolia é um sentimento ao qual podemos ficar mais vulneráveis nesta época. A dietoterapia energética chinesa receita alimentos que aquecem e têm sabor picante e ardido como alho, alho-poró, gengibre, noz-moscada, cebola, cebolinha, salsa, coentro e pimentas de todas as qualidades. São indicados todos os tipos de feijões e grãos, caldos quentes, cozidos e sopas. Temperos picantes dão movimento à nossa energia, aquecem e, muitas vezes, nos deixam com o rosto vermelho porque mexem com o sangue, com os poros e fazem transpirar. São indicados nas tristezas, nos sentimentos abafados que causam dor no peito, que paralisam

a pessoa, deixam-na curvada e com menor expansão torácica. Os temperos ardidos e as comidas quentes ajudam a combater a estagnação de muco na árvore respiratória orgânica. Os doces mais indicados são à base de frutas cozidas, assadas ou mesmo secas, com cravo e canela. Por falar em doce, um lembrete: o açúcar enfraquece a energia do rim –; por isso, deve ser consumido com moderação.

**Após o outono, o inverno. Mesmo ele não sendo severo, no Brasil há dias, regiões e noites bem frias. O que comer nesta época, segundo o ciclo das estações?**
Adaptando ao estilo de vida ocidental o hábito chinês de tomar uma sopa de manhã com arroz, pedaços de alguma carne e folhas de vegetal, sugiro para o café da manhã de inverno um suco de fruta rico em vitamina C, como suco de laranja, caju, uva, acerola, maracujá, lima ou tangerina. Se for possível, junte a este suco uma raiz – cenoura ou beterraba –, uma folha, como couve ou agrião e uma lasca de gengibre. Com isso, ele ficará ainda mais nutritivo. Como fonte de carboidrato, para dar energia, sugiro cereais como quinoa, granola, aveia, sementes de chia, germe de trigo, müsli, flocos de milho e pão integral com grãos. Caso beba leite, prefira o desnatado. Leite demais propicia a fermentação nos intestinos, causa muco respiratório e alergias de couro cabeludo e pele. Queijo e iogurte geram menos intolerâncias. Sucos de soja também são indicados para beber com os cereais. Nas refeições principais inclua verduras e legumes cozidos ou refogados com temperos picantes – alho, cebola, alho-poró, cheiro-verde, noz-moscada. Eles ajudam a aquecer o corpo. As carnes devem ser cozidas, assadas ou grelhadas com temperos – pimentão, curry, mostar-

da, noz-moscada. Sempre que puder, priorize o consumo de peixes. Quanto aos amidos, escolha entre o arroz integral, feijões de todos os tipos, cuscuz marroquino, grão-de-bico, lentilha, trigo integral e quinoa. São alimentos nutritivos que dão energia. Nos intervalos, coma castanhas, nozes, amêndoas, damasco seco, figo seco, uva seca, ameixa seca, sementes de girassol e grãos de cereais. Chás de ginseng, marapuama, catuaba e de cravo e canela aquecem os rins, que é o órgão a ser cuidado com maior atenção durante o inverno, segundo a dietética energética chinesa. O frio abre as portas para os resfriados. A permanência no frio com poucos agasalhos ou com roupa úmida favorece a formação de muco e secreção respiratória.

# 3. TOQUES MEDITERRÂNEOS

**Por que povos tão diferentes em sua organização social, religiosa e política, habitando em torno do mar Mediterrâneo, têm alimentação semelhante?**
Os países no litoral do mar Mediterrâneo, que banha a Europa, África e Ásia, conviveram durante milênios por conta de um comércio ativo e de muitas guerras. Itália, Espanha, Grécia, Iugoslávia, França e Albânia (na Europa), Egito, Líbia, Tunísia, Argélia e Marrocos (na África), Turquia, Israel, Síria e Líbano (na Ásia, Oriente Médio), principalmente as regiões próximas ao litoral, têm muitos hábitos alimentares em comum. Seus habitantes sempre foram magros, ágeis e longevos. Antigamente, eram basicamente pescadores e comerciantes que sempre se locomoviam em barcos e se alimentavam de peixes, azeite, grãos, amêndoas, nozes e frutas secas. Apesar das inúmeras diferenças culturais, econômicas e sociais entre seus habitantes, certas características geográficas como clima, temperatura e tipo de solo influenciaram a agricultura e, portanto, seus hábitos alimentares, ao longo dos séculos.

**Quais as características básicas de uma dieta mediterrânea?**
A dieta dos países mediterrâneos se destaca pelo maior consumo de frutas, hortaliças, cereais, grão-de-bico, lentilha, frutas oleaginosas, como amêndoas e nozes, peixes, aves, coelhos, azeite, coalhada e queijos. Os alimentos costumam ser frescos, da estação e da região.

**E qual a diferença entre a dieta mediterrânea e outras igualmente saudáveis?**
Uma delas é a pouca ingestão de carne bovina e a prioridade no consumo de peixes. Em termos quantitativos é uma dieta pobre em ácidos graxos saturados, aqueles que criam depósitos nas artérias e causam obstruções e infarto. Eles comem presunto e fazem linguiça, que têm gordura saturada, mas as porções que ingerem não são grandes e são acompanhadas por vegetais. A alimentação mediterrânea protege o aparelho cardiovascular porque tem uma alta concentração de gordura monoinsaturada, vinda do azeite de oliva e de gordura poli-insaturada, vinda dos peixes. O resultado da ingestão desses dois tipos de gordura benéficos ao corpo é uma menor incidência de infartos e tromboses entre os povos dessa região. Os vegetais da culinária mediterrânea são minimamente processados e oferecem alto teor de nutrientes protetores da saúde, como fibras, que ativam o funcionamento intestinal e ajudam no controle do colesterol. A culinária mediterrânea não tem shoyu (molho de soja) nem glutamato monossódico, comuns na culinária oriental e em temperos industrializados. Os alimentos frescos e integrais são repletos de vitaminas, minerais e antioxidantes, bloqueadores de reações químicas que desencadeiam doenças degenerativas e aceleram o envelhecimento. A sobremesa mais frequente na culinária mediterrânea não é um doce, é uma fruta.

**Como podemos adaptar a alimentação mediterrânea a nossa realidade?**
De manhã, consuma sempre uma fruta fresca da estação, um copo de coalhada ou iogurte, aveia ou granola, que é a combi-

nação de cereais com frutas oleaginosas (nozes, amêndoas) e frutas secas. Pão integral rico em grãos, sementes e fibras e queijos de cabra, ricota ou cottage também são aconselháveis. Nas refeições principais, tenha sempre uma salada crua de hortaliças temperada com azeite, limão, vinagre ou aceto balsâmico. Uma boa sugestão é a salada grega, geralmente composta de tomates frescos, pepino, cebola roxa, azeitonas pretas e queijo feta, que no Brasil pode ser substituído pela ricota, cottage, queijo de minas ou de cabra. Para o molho, prefira azeite, ervas aromáticas, como salsa, orégano ou hortelã, sal e pimenta. Peixes e aves devem estar presentes quase diariamente nos almoços e jantares. Inclua também no dia a dia as chamadas especiarias: salsa, manjericão, cebolinha, pimentas, noz-moscada, açafrão, gengibre, cravo e canela. Tudo isso afina o sangue e previne a formação de trombos. Daí a baixa incidência de doenças cardiovasculares obstrutivas entre os povos mediterrâneos. Como fontes de amido, utilize raízes, como cenoura, beterraba e os vários tipos de batatas, além de trigo, pães integrais, massas e grãos. Nos intervalos das refeições, dê preferência a frutas frescas, frutas secas e oleaginosas que nutrem e ajudam a proteger o corpo com seus antioxidantes vindos dos pigmentos carotenoides, bioflavonoides, selênio e vitamina E. Resumindo: para obter os benefícios da alimentação mediterrânea, siga uma dieta rica em carboidratos e em fibras; priorize o consumo de verduras, legumes e frutas (frescas e secas); utilize gorduras boas (do azeite e dos peixes) e evite a gordura saturada e hidrogenada.

**Comer apenas um prato de massa em uma refeição, como costumam fazer os italianos, ajuda a engordar?**
Não. Quem é por natureza magro tende até a emagrecer mais se só comer um prato de massa na refeição. Faltarão proteínas, seja ela de fonte animal ou vegetal. Em uma refeição completa, a massa faz parte do cardápio, que também conta com um tipo de carne e salada.
Veja a seguir.

**Quando a massa não engorda?**
Se o prato de massa já cozida pesa até 200 gramas e é acompanhado de um molho de tomates frescos ou de verduras, não engorda e pode fazer parte de uma dieta de emagrecimento. Mas cuidado: a massa, nesse caso, deve ser consumida sem queijo, creme de leite ou carne. Um prato de 200 gramas de macarrão ao sugo tem cerca de 280 calorias.

CAPÍTULO III
# LÍQUIDOS E DOCES

Neste livro, por diversas vezes João Curvo lembra o provérbio chinês "Em água corrente não para mosquito", referindo-se à necessidade de nos mexermos e nos exercitarmos regularmente. No entanto, é preciso também regar com frequência o meio ambiente interno: o nosso corpo. Mais adiante, se verá como é importante beber líquidos várias vezes ao dia, e, em particular, água. Ingerir menos de um litro de água diariamente nos faz envelhecer mais rápido. A sugestão para quem até se esquece de tomar água e pesa cerca de 60 quilos é esta: beber seis copos distribuídos ao longo da manhã, tarde e noite, entre as refeições. Para os idosos, esta medida, tão singela, ajuda a fazer funcionar seu metabolismo mais lento e é uma das garantias para uma longa vida saudável. Para eles, o ideal recomendado é ingerir água – ou líquidos em geral – mais ou menos de duas em duas horas.

Vale lembrar que, como o clima tem se tornado mais seco, transpiramos mais e, assim, perdemos líquidos mais depressa. Tomar água, mais do que nunca, é uma necessidade vital. No entanto, um alerta: ingerir água demais também pode ser prejudicial para o organismo. Como em tudo, é preciso equilíbrio. No consumo de sorvetes, doces, chocolates e sobremesas em geral, assim como de vinhos, cervejas, drinques e bebidas destiladas. Não é o caso de abolir todas as delícias, porém de controlar o consumo, escolher ingredientes saudáveis, harmonizar quantidades e, dependendo da situação, optar por produtos diet e light.

O aprendizado do caminho do meio e do bom senso não significa dispensar e suprimir prazeres consagrados.

# 1. REGANDO O ORGANISMO

**Hoje é comum pessoas beberem água a toda hora. Algumas chegam a andar com garrafinhas na bolsa ou debaixo do braço. Por quê? Antigamente não havia esse hábito.**
Mudou o clima e, portanto, a sensação e a consciência de que a água é necessária para estarmos sempre hidratados e com disposição. O clima vem se tornando mais seco e perdemos mais líquidos através do suor e da respiração. Para um bom rendimento físico em qualquer atividade, precisamos estar bem hidratados. A informação científica de que a água é benéfica e há necessidade de nos hidratarmos é divulgada regularmente pela mídia, em revistas, jornais e televisão. É uma informação que atinge todas as camadas da população, que, assim, se conscientiza da questão. Antes, isso não ocorria. Carregar água na bolsa até passou a ser charmoso, porque artistas, formadores de opinião e pessoas com corpo bonito passaram a ser vistas, no corre-corre da vida, levando sua garrafinha com água.

**Água é essencial à aparência física também? Todos os tratamentos estéticos de rejuvenescimento enfatizam a importância de beber muita água.**
Uma das causas associadas ao envelhecimento cutâneo é a pouca ingestão de água. Mas, por outro lado, com o passar do tempo, o corpo solicita menos água. É parte do processo natural de envelhecimento. É só reparar nos bebês: eles têm as bochechas e os tornozelos arredondados, bem hidratados, e por isso as suas formas são torneadas. Os bebês têm cerca de 80%

a 90% de água na sua composição; os adolescentes, cerca de 70%; os adultos, em torno de 60%. A partir dos 60 anos, a percentagem de água cai para até menos de 50%. O teor vai baixando e podemos perceber isto claramente nas bochechas mais flácidas e na pele seca das pernas e dos braços. Com o passar dos anos, bebemos menos água e diminuímos o teor de líquidos que ajudavam a manter o viço e a forma. A pele perde o seu turgor, resseca e enruga. No entanto, se este é nosso destino, se queremos envelhecer e viver bem, temos em nossas mãos vários recursos que podem ajudar. Podemos de alguma forma e dentro dos limites da natureza revitalizar nossos tecidos, buscar mais energia e qualidade muscular. Mas, para isso, é necessária uma boa hidratação. Se você bebe menos de um litro de água por dia porque não tem sede e não sente falta, procure criar uma rotina de modo a lembrar-se de beber mais. Caso contrário, vai envelhecer mais rápido. Logo, podemos retardar nosso processo de envelhecimento com medidas rotineiras simples como esta: beber um pouco mais de água.

**Os idosos desidratam rapidamente. Na França, em um verão muito quente, centenas de idosos morreram de desidratação. Como ocorre este fenômeno?**
Com o avançar da idade, nosso percentual de água corporal cai, como já vimos, e nossos sensores que avisam o cérebro de que precisamos beber água não funcionam bem. Assim, este alarme não é acionado. Embora pouco hidratado ou até mesmo já desidratado, o corpo não sinaliza vontade de beber água. Para os idosos que quase não bebem água, basta um dia bem quente e seco para iniciar um quadro de desidratação. A situação se torna mais grave quando surgem, paralelamente, diar-

reia, vômito ou febre. Os idosos devem estar atentos. A cada duas horas, precisam beber líquidos: água, um copo de suco ou de vitamina. Não devem esperar ter sede para beber água. No calor, devem usar roupas leves, ficar em lugares mais frescos e evitar situações que impliquem uma maior transpiração.

**Pouca ingestão de água pode baixar a energia?**
Sem dúvida. A água propaga a energia sob as mais variadas formas. Ela leva nutrientes ao organismo e capta toxinas a serem eliminadas. É veículo da vida e de venenos. É essencial para a nutrição e para a limpeza interna do corpo. A diminuição de líquidos significa também menos sangue e fluidos corporais circulando pelo corpo. Ingerindo menos água, sucos, frutas ricas em líquidos, como melancia, melão, laranja, tangerina, abacaxi, diminuímos a concentração de minerais no corpo. Surge então a letargia, confundida com cansaço, um incômodo sem explicação, a vontade de ficar quieto, parado. Muitas vezes, a pessoa letárgica quer ficar sozinha porque a diminuição de água no corpo mexe com seu emocional e a leva à melancolia. O corpo pouco hidratado sabiamente busca se aquietar.

**Quanta água então se deve beber por dia entre as refeições?**
 Em geral, devemos beber de 30 a 35ml de líquido por quilo de peso. Para uma pessoa de 60 quilos que não é atleta, isto significa ingerir 1.800ml a 2 litros de líquidos ao dia, equivalentes a seis copos de 300ml. O ideal é ingerir pelo menos 50% dessa quantidade total de água que devemos beber, sob a forma de água pura mesmo, sem nenhum aditivo químico, açúcar, adoçante ou sal, para cumprir a finalidade de limpeza dos sais e excessos. Os outros 50% podem ser ingeridos por meio de

líquidos nutritivos, como água de coco, sucos frescos, vegetais centrifugados, sopas e frutas suculentas.

Logo de manhã, um copo de água em jejum ajuda a estimular o funcionamento do intestino e tem efeito diurético. É bom cultivar o hábito de beber um copo de suco de uma fruta ou de frutas com vegetais também pela manhã. Assim, asseguramos a ingestão de cerca de 600ml, ou seja, de dois copos duplos de líquidos no período matinal. O restante deve ser bebido sob a forma de água, chás, refrescos e sucos. Uma boa rotina disciplinar é beber um copo de água (250ml) ao acordar, mais dois copos (ou 500ml) durante a manhã, dois outros copos (500ml) à tarde, o último à noite. Em dias quentes ou de maior atividade física, recomenda-se ingerir cerca de 35ml por quilo de peso. Nesse caso, 2,1 litros de líquido por dia.

**Por que é desaconselhável tomar água durante as refeições?**
A água na refeição dilata o estômago e diminui a eficiência das enzimas digestivas. Pessoas que se queixam de má digestão, de se sentirem enfastiadas, devem evitar ingerir qualquer tipo de bebida, inclusive água, durante a refeição.

**Quanto tempo, após as refeições, pode-se tomar água? Por quê?**
A rigor, numa concepção mais radical para quem tem dificuldade digestiva, duas horas depois. É o tempo de permanência do alimento no estômago. Para essas pessoas, uma boa orientação é beber água meia hora antes da refeição e, depois, aguardar duas horas, de modo a digerir melhor os alimentos.

**Beber água demais faz mal?**
Sim. Sobrecarrega os rins e o aparelho cardiovascular. Água pura em excesso, durante provas de resistência física, como as maratonas, diminui o rendimento dos atletas e pode levar, inclusive, a desmaios e ao coma. O excesso de água dilui os minerais e leva à fadiga. Por isso, nesses casos são recomendados repositores hidroeletrolíticos, isotônicos, água de coco. De modo geral, beber três ou mais litros de água durante o dia pode não ser recomendável.

**Atualmente também observamos pessoas com garrafinhas de água ou de bebidas isotônicas nas academias de ginástica. Quanto líquido podemos beber durante os exercícios?**
A quantidade de líquido a ser reposta em uma pessoa, na academia, depende de vários fatores. Por isso não posso determiná-la. A perda de líquidos tem a ver com a massa corporal, o exercício escolhido e sua intensidade, assim como das condições do clima no local da prática. Pessoas com maior peso necessitam de maior reposição de água, uma vez que eliminam mais líquidos através do suor e da respiração. Em geral, a orientação é beber em torno 500ml de líquidos durante uma hora de exercício. O ideal é ingerir uma bebida isotônica, com sódio e potássio, como a água de coco. Podemos também preparar soro caseiro com meio litro de água, uma colher de chá de açúcar e leve pitada de sal. Sódio e potássio são dois importantes nutrientes que se perdem durante a atividade física. A água sozinha não faz essa reposição porque não contém tais nutrientes. Hoje em dia, vemos aumentar a oferta de isotônicos industrializados com água, glicose, sódio, potássio e até, às vezes, outros minerais. Estes isotônicos, sem dúvida, au-

mentam o rendimento de quem está praticando exercícios e fornecem substratos energéticos e reparadores da energia que é gasta. Também evitam a fadiga muscular e facilitam a recuperação do organismo para os exercícios do dia seguinte.

**Por que os orientais sugerem tomar um copo de água em jejum todos os dias, de preferência com o líquido morno ou na temperatura ambiente?**
A água, principalmente morna, ajuda na limpeza da boca, da garganta e da língua. Da mesma forma que uma pia, nossa boca é mais facilmente lavada com água morna ou na temperatura ambiente. Ela remove secreções gordurosas e mucos acumulados durante a noite na faringe e esôfago. Além de auxiliar na limpeza e na higiene, a água tem efeito diurético e facilita o funcionamento intestinal. A água gelada, embora também apresente um efeito diurético e peristáltico, colabora para a formação de muco, mais facilmente percebido na faringe e laringe. Um copo de água bem gelada condensa muco e forma, no mesmo instante do consumo, uma secreção mucosa nessa região.

**Quais os benefícios de tomar água mineral?**
A água mineral, que brota do chão ou das pedras, apresenta maior concentração de minerais, daí o seu nome. Ela pode ser benéfica ou não, dependendo do seu tipo e das necessidades do consumidor. Algumas podem melhorar o estado de ânimo, ajudar a revitalizar o corpo e a energia. No entanto, uma água mineral com mais sódio, por exemplo, faz mal a hipertensos. Para quem tem histórico de pedras nos rins, formação de cál-

culos de carbonato de cálcio, uma água mais rica neste mineral fará mal.

As águas industrializadas muitas vezes têm estes minerais adicionados na fábrica. A qualidade da água é determinada pela quantidade e pela qualidade dos minerais que ela contém. O ideal é sempre analisar os elementos de cada marca de água para saber se você está comprando um bom produto. Compare a concentração de sódio e cálcio entre as marcas. Águas com mais sódio retêm líquido. Hipertensos e pessoas com tendência a inchaços devem escolher uma água com menos sódio. Algumas águas chegam a ter mais sódio que refrigerantes. Já quem sofre de osteopenia ou osteoporose pode se beneficiar escolhendo uma água que contenha maior concentração de cálcio. Quem tem dores em músculos e articulações, deve preferir uma água com mais magnésio, que age como relaxante muscular. O pH, índice de acidez ou alcalinidade, também indicado no rótulo da água, será melhor se for maior do que 7. Por isso, é importante ler os rótulos das águas com as informações nutricionais. Mais importante ainda é conhecer o próprio corpo para saber o que lhe faz bem e o que pode fazer mal.

### Água com ou sem gás? Tanto faz?

A água industrializada é gaseificada através de um processo industrial idêntico ao usado nos refrigerantes: retira-se o oxigênio presente no líquido e injeta-se, em seu lugar, gás carbônico. A água gasosa tem as mesmas propriedades de hidratação que a água natural. Só não a recomendo no dia a dia, porque o gás em excesso pode irritar a mucosa do estômago daqueles já predispostos a problemas gastrointestinais. É uma boa opção para quem quer diminuir o consumo de refrigerante. Costumo indicá-la com limão e gelo para as pessoas que, em um restaurante, acham sem graça beber simplesmente a água natural.

**A água gasosa engorda? Estufa e dilata o estômago? Provoca gases no abdome?**
Água mineral com gás não engorda, pois é isenta de calorias, contudo seu uso habitual, principalmente nas refeições, pode aumentar o volume do estômago, o que pode ser constatado com uma simples fita métrica. Assim, o hábito de beber apenas água com gás aumenta a circunferência do abdome, não por gordura, mas por gás. Para quem tem hérnia de hiato, seu consumo não é aconselhável, visto que o excesso de gases no estômago promove refluxo para o esôfago. Por outro lado, quando alguém se sente mais afrontado pelos gases estagnados no estômago, a água com gás pode estimular a sua eliminação sob a forma de eructos, ou seja, arrotos. Fenômeno semelhante ocorre com a febre, que pode baixar com a ingestão de um chá quente de alho, que aquece e provoca transpiração. Assim, o excesso de gás em uma bebida pode favorecer a eliminação de gases estagnados no estômago. Costumamos usar este recurso nos medicamentos digestivos efervescentes.

**E as águas industrializadas com sabores, hoje em destaque nas prateleiras dos supermercados?**
Elas contêm gás e adoçante. Não são águas minerais; são refrigerantes sob outra nomenclatura. De natural não têm quase nada. Não substituem a água.

**Os filtros de água modernos funcionam a contento?**
Sim. Ajudam a purificar a água em relação a bactérias e protozoários. Dependendo do filtro, metais tóxicos também são filtrados.

**E que dizer do hábito de tomar refrigerantes durante as refeições?**
Os refrigerantes, ricos em cafeína, diminuem a absorção do cálcio e do ferro. Podem agir como agentes antinutricionais, e seus gases colaboram para o aumento do volume do estômago. Os refrigerantes devem ser deixados para os dias de festa e fins de semana. Já falamos sobre isso, mas vale a pena voltar ao assunto, que é importante. Quem está habituado a fazer refeições com refrigerantes deve achar sem graça beber apenas água. Nesse caso, pode experimentar outras bebidas, e a melhor opção são refrescos ou sucos de limão, maracujá, caju, cajá, acerola, pitanga e uva. Além de outros nutrientes, estes refrescos contêm vitamina C, que auxilia na absorção do ferro e do cálcio. O hábito de beber refrigerantes nas refeições é relacionado à obesidade. Já em crianças muito magras, refrigerantes costumam reduzir o apetite.

**Devemos preferir os refrigerantes normais, diet ou light?**
No caso dos refrigerantes, os diet e light são praticamente iguais, com calorias irrisórias e sem açúcar. São indicados para os diabéticos, para os resistentes à insulina e para os que seguem uma dieta de emagrecimento ou se policiam para não engordar. De fato, nenhum refrigerante light ou diet engorda. No entanto, ele pode colaborar para a dilatação do estômago,

devido ao gás. O seu consumo diário pode levar a inchaços por conta do alto teor de sódio.

### Pode-se tomá-los com frequência entre as refeições?
Sim, mas para quê? Qual a vantagem além do prazer imediato? Os refrigerantes, quando tomados cotidianamente, viciam. Não são alimentos recomendados para o dia a dia. Deixe-os para os fins de semana ou para as festas. Por isso, insisto nos refrescos, antigamente muito consumidos.

### E os sucos?
Os sucos são excelentes fontes de nutrientes sob a forma de vitaminas, devido aos pigmentos antioxidantes (betacaroteno, licopenos), bioflavonoides e minerais. Devem estar mais presentes no dia a dia da criança, do jovem, do adulto e do idoso. É excelente alimento durante toda a vida.

### Cerveja?
Só para dias especiais. Da mesma forma que se divulgam os benefícios do vinho, hoje se tem defendido o consumo de cerveja por causa das propriedades antioxidantes do lúpulo, uma planta trepadeira da mesma família da maconha – a *cannabacea* – e usada com o malte, a cevada e o levedo para a sua fabricação. Por isso, ela relaxa, dispersa a atenção. Uma lata ou 350ml de cerveja têm cerca de 147 calorias. Consumi-la com frequência geralmente leva às fermentações digestivas, aumento do volume do abdome e do peso corporal.

**Falando de vinho: tinto, branco ou espumante – todos fazem mal ou algum deles faz bem à saúde? Qual engorda mais?**
Hoje, o vinho é considerado uma bebida benéfica ao organismo. Desde que consumido em pequena dose (120ml/dia), o organismo se beneficia do resveratrol que ele contém – um bioflavonoide antioxidante, substância que age diminuindo a possibilidade de formação de coágulos ou trombos nos vasos sanguíneos e ajuda a evitar obstruções vasculares, prevenindo doenças cardiovasculares e colaborando para o equilíbrio do colesterol. Esta propriedade é creditada apenas ao vinho tinto. No entanto, vinho tinto e vinho branco, ambos secos, têm a mesma quantidade de calorias – cerca de 107cal/125ml (uma taça). Nesta quantidade costumam ser terapêuticos, mas em excesso engordam e incham como as demais bebidas alcoólicas.

**Por serem gasosos, os espumantes dilatam o estômago?**
Os espumantes são menos calóricos do que os vinhos e cervejas. Têm 80cal/125ml e dilatam o estômago apenas se forem bebidos em grande quantidade. Caso você beba, eventualmente, duas taças, não haverá qualquer alteração no volume do estômago.

**Quais são os sucos que engordam?**
Suco de laranja, suco de uva orgânico e suco de fruta feitos em centrífuga podem engordar ou dificultar o emagrecimento. Além disso, podem gerar uma sobrecarga para o pâncreas, nas pessoas que têm resistência insulínica ou diabetes, devido ao seu alto índice glicêmico. Para quem já tem problema relacionado à fabricação de insulina, estes sucos devem ser limita-

dos. Um copo de 300ml de suco de laranja costuma ser feito com cinco laranjas e possui, em média, 250 calorias, o que significa que é muito calórico para quem segue uma dieta de, por exemplo, 1.200 calorias diárias. Os sucos feitos em centrífuga também são mais calóricos. Um suco de maçã feito em centrífuga usa cerca de cinco maçãs. Assim, um copo de 300ml terá, aproximadamente, 250 calorias. Já o suco feito com uma maçã batida no liquidificador e mais um copo de água tem, aproximadamente, 65 calorias. Em uma dieta de emagrecimento ou para aqueles que estão atentos para não engordar, costumo limitar o consumo de sucos de laranja ou dos feitos em centrífuga de modo geral. São sucos mais calóricos, repletos de calorias saudáveis, sim, porém calóricos. Suco de uva orgânico também é bastante saudável quanto a sua composição, mas 200ml têm cerca de 150 calorias. Diabéticos devem evitá-los. A antiga ideia do refresco, feito com água e uma fruta, é a melhor opção para quem se preocupa com as calorias ingeridas. Importante lembrar que o açaí com xarope de guaraná, como costuma ser preparado no Sudeste do Brasil, geralmente contém mais de 400 calorias em um copo de 300ml. É bastante calórico. Em uma dieta de emagrecimento, terá sua vez só se for como substituto de uma refeição principal.

**Os sucos devem ser tomados com açúcar? Ou com adoçante?**
O ideal é quando não vemos necessidade de adoçar os sucos. Sugiro a quem só toma suco com açúcar ou adoçante a ir diminuindo a quantidade deles. Pouco a pouco, a pessoa se habitua e passa a valorizar mais o sabor da fruta.

**É verdade que para serem mais benéficos os sucos não devem ser coados?**
O melhor é ingeri-los com as fibras da fruta contidas no bagaço e na casca. Além de serem mais nutritivos em vitaminas, minerais e antioxidantes, elas favorecem o funcionamento dos intestinos. As fibras também ajudam a reduzir o colesterol.

**E os sucos de frutas industrializados? São indicados? Suas embalagens são seguras?**
Eles começam a ocupar as prateleiras antes reservadas aos refrigerantes. Não têm o mesmo valor nutricional do suco feito na hora a partir de frutas frescas, mas, ainda assim, são uma opção saudável e prática, dependendo da hora e das ofertas que se têm à mão. São nutritivos, por vezes enriquecidos com vitaminas, e suas embalagens são seguras – não liberam substâncias prejudiciais à saúde. O lado nocivo é o excesso de açúcar e sódio que alguns contêm. Há ainda os que trazem aromatizantes e corantes artificiais que, para o corpo, representam uma substância estranha, um xenobiótico, ou seja, um pequeno veneno. Os orgânicos são excelentes opções práticas para termos à geladeira. Ao que tudo indica, a tendência do mercado é reduzir o sódio e o sabor doce destas bebidas, para torná-las mais saudáveis. Para que essa nova realidade se concretize, é preciso uma forte campanha que leve o consumidor a escolher o produto com sabor menos doce e com menos sódio.

**Quais os benefícios da água de coco? Qual a diferença entre a natural e a industrializada?**
A água de coco repõe líquidos e minerais, contém potássio, cálcio, sódio, magnésio e carboidratos. É indicada nas diarreias,

na desidratação e como isotônico nas atividades físicas. A água de coco natural, recém-extraída do coco, segundo a dietética chinesa, tem seu *princípio vital* íntegro por causa do seu frescor e juventude. Por *princípio vital*, entende-se a força da vida contida em um alimento. O princípio vital pode enfraquecer ou envelhecer conforme o tempo transcorrido após o alimento ser colhido. Todo alimento industrializado, armazenado ou mesmo congelado perde parte desta energia, que pode ser percebida, mas não comprovada em laboratório. É um detalhe que vem do aprendizado da dietética energética chinesa. Importante lembrar que essa energia não se refere a calorias nem a nutrientes. O princípio vital é uma qualidade do alimento diretamente ligada à vida dele, ao seu frescor e à juventude.

### Água de coco engorda?
Um copo de água de coco de 300ml, ou seja, 60 calorias, não é muito. Equivale a uma maçã, uma pera ou uma laranja. A quantidade de até 500ml ao dia não engorda ninguém.

### Qual é a quantidade de água de coco indicada para se beber diariamente?
De um a três copos por dia. Ela contém muitos minerais e, se tomada no lugar da água, pode tornar-se nociva, precipitando depósitos de cálcio nos rins.

### E as bebidas destiladas? Engordam? Em qual proporção, considerando-se uísque, vodca, Campari, caipirinha, marguerita e outros drinques?
Todas as bebidas alcoólicas são fontes de caloria. Engordam, dependendo da quantidade e da frequência com que são inge-

ridas. Consumidas habitualmente em excesso, elas se depositam na região do abdome na forma de triglicerídeos. No dia seguinte, diminuem a resistência física nos exercícios. O hábito de ingerir bebidas alcoólicas diminui a massa muscular e traz flacidez à pele.

**VEJA OS VALORES CALÓRICOS APROXIMADOS:**[*]

- Campari, 44ml = 120cal.
- Conhaque, 30ml = 74cal.
- Licor de menta, cacau ou cassis, 30ml = 103cal.
- Marguerita, 50ml = 140cal.
- Martini branco, 50ml = 77cal.
- Pinga, 50ml = 120cal.
- Rum, 50ml = 110cal.
- Saquê, 50ml = 67cal.
- Tequila, 50ml = 170cal.
- Uísque, 50ml = 120cal.
- Vinho do Porto, 50ml = 74cal.
- Vodca, 50ml = 120cal.
- Uma taça de vinho branco doce (200ml) contém 287cal.
- Uma taça de vinho branco seco (200ml) contém 172cal.
- Uma taça de vinho tinto doce (200ml) contém 176cal.
- Uma taça de vinho tinto seco (200ml) contém 163cal.
- Uma taça de vinho rosé (200ml) contém 146cal.
- Uma taça de vinho moscatel (200ml) contém 273cal.
- Uma taça (100ml) de champanhe contém 90cal.
- Uma taça de Prosecco (125ml) contém 106cal.

---

[*] Há pequenas variações entre as diferentes marcas dos produtos.

- Uma lata de cerveja (350ml) contém 155cal.
- Uma lata de cerveja light (350ml) contém 90cal.

**Há tempos se diz que o vinho tinto faz bem à saúde. Atualmente se ouve o mesmo a respeito da cerveja. O que há de verdade nisso?**

A recomendação de se beber vinho tinto todas as noites, por fazer bem ao coração, devido aos seus polifenóis antioxidantes, pode induzir adultos e idosos ao alcoolismo. O mesmo pode ocorrer com a cerveja, caso seu consumo seja diário. A pessoa, muitas vezes inconscientemente, pode usar o álibi de que *cerveja faz bem*. Caso a intenção ao se beber vinho seja realmente só se beneficiar do consumo de resveratrol, a melhor opção é um copo de suco de uva orgânico, que não contém álcool e também é rico nessa substância. Se a intenção é a de aproveitar o polifenol da cerveja, o lúpulo, que na literatura é indicado para diminuir sentimentos de tristeza e melancolia, como também a insônia, sugiro beber a cerveja sem álcool ou tomar o chá de lúpulo, geralmente importado da Europa. Este chá diminui a ansiedade e alivia a dor no corpo ou no peito, relacionada à angústia. Observa-se que, muitas vezes em tom de brincadeira ou mesmo para não assumir o desejo de sentir o efeito alcoólico da bebida, algumas pessoas alegam que bebem pela ação terapêutica da bebida. Não resta dúvida de que habitantes do Mediterrâneo que bebem vinho diariamente nas refeições são magros, longevos e estatisticamente mais saudáveis que a população americana e brasileira. Apresentam ainda menor incidência de hipertensão arterial e acidentes vasculares. Essas características estão relacionadas a um conjunto de fatores que incluem o que e quanto comem. Dependendo do estilo de vida e da quantidade ingerida, pode-se beber diariamente.

O álcool é uma droga psicoativa e relaxante que pode ser terapêutica para uns e desastrosa para outros. A sabedoria de quem bebe sua dose diária e se mantém bem está na observação dos limites. É cada vez maior o número de pessoas que usam drogas compradas em farmácias com receitas controladas para relaxar ou dormir. Trata-se de outras drogas, mas que, como o álcool, mexem com o nosso sistema nervoso, diminuindo a atenção e os reflexos.

**Há uma mística em torno do suco de uva. Ela procede? A uva revitaliza e é fonte de antioxidantes como se afirma?**
Segundo a dietética chinesa, as uvas nos dão vitalidade, fortalecem a imunidade e energia sexual. Ativam os rins e são indicadas em caso de cansaço, pouco vigor físico, falta de coragem e de audácia. Uvas-passas, principalmente as escuras, são indicadas para zumbidos nos ouvidos, insônia e ansiedade. Estudos recentes demonstram que alta concentração de resveratrol – o flavonoide protetor do coração, presente no vinho tinto – encontra-se nos sucos de uvas cultivadas e processadas de forma ecológica. São os sucos de uva orgânicos. Lembramos que o resveratrol tem ação protetora contra aterosclerose, câncer e doenças do coração. Ultimamente foram publicadas algumas matérias em revistas que tratam de beleza, dizendo que suco de uva tira a barriga. É claro que isso não é verdade. O que realmente ajuda a reduzir a gordura do abdome são exercícios aeróbicos e alimentação com menos calorias.

### E os sucos de uva industrializados?
Entre os industrializados, os sucos de uva orgânicos apresentam maior teor de resveratrol. Esta diferença pode ser atribuída tanto ao processo de fabricação do suco como ao tipo de cultivo da uva. Na preparação dos sucos industrializados, não orgânicos, na maioria das vezes, emprega-se o aquecimento direto. Já no suco orgânico, utiliza-se o vapor para evitar a degradação do fruto da videira. Além disso, no cultivo da uva ecológica, não são usados agrotóxicos.

### O que se deve fazer para evitar a ressaca?
Para evitá-la, sugiro que a pessoa se alimente antes de começar a beber. Jamais devemos tomar bebidas alcoólicas de estômago vazio. Um prato de salada temperada com azeite ajuda a diminuir a absorção do álcool no estômago e intestino delgado. Os tira-gostos como torradinhas, canapés, sanduíches, filezinhos, pipoca, pizza, além de porções de queijo e de azeitonas, evitam também a rápida absorção alcoólica. No mais, é bom tomar água entre um copo e outro de bebida alcoólica.

### E depois da noite de festa alcoólica? O que fazer no dia seguinte?
Após os excessos nas bebidas alcoólicas, sugiro que se coma algum carboidrato, como um prato de massa, arroz, aipim, tapioca, batata assada ou cozida; frutas, como maçã, pera ou banana; e chás de espinheira-santa, carqueja, boldo-do-chile ou alcachofra. Nada disso cura a ressaca, mas alivia o mal-estar. O consumo desses alimentos objetiva fornecer energia ao fígado e aos músculos, através dos carboidratos, e depurar as toxinas com os chás. O chá, especialmente o de espinheira-

santa (*Maytenus ilicifolia*), também ajuda a reparar a mucosa irritada do estômago. As comidas deverão ser preparadas com pouco condimento. Evite temperos ardidos, pois, na ressaca, eles só aumentam a dor de cabeça e irritam o estômago.

**O nutrólogo pode colaborar no tratamento do alcoolismo?**
Sem dúvida. O álcool leva à destruição e à desnutrição. A dependência do álcool é uma das maiores causas de desnutrição no adulto. O álcool em excesso reduz o apetite e também causa má absorção de nutrientes, prejudicando sensivelmente a absorção de tiamina (vitamina B1). A deficiência de tiamina causa dores musculares, dormências, tremores e confusão mental. O álcool destrói a matéria orgânica, consome a massa muscular e diminui a massa óssea. O alcoólatra cria dependência e muda o caráter, o que acaba por envenenar seus relacionamentos, causando problemas familiares. O nutrólogo – como parte integrante de uma equipe formada de psiquiatra e/ou psicólogo –, além de atuar na nutrição da pessoa que se encontra comprometida, pode ajudar no resgate da sua autoestima, contribuindo para que recupere a saúde, a vaidade e o desejo de cuidar-se. Assim, ela passa a gostar mais de si mesma.

## 2. SOBREMESAS: DOCES AMARGOS

É cada vez mais frequente o hábito de não se comer sobremesa, especialmente doces, ao final da refeição. Nos restaurantes, é comum se escolher uma fruta, no máximo dividir um docinho ou pedir um café. Há contraindicações para o costume de encerrar a refeição com sobremesas doces?
Hoje em dia, todo mundo lê sobre o assunto e se dá conta dos males que o excesso de doces traz à saúde. Assim, a tendência é diminuir o consumo. Décadas atrás, seria feio, mal-educado ou sinônimo de *pão-durismo* pedir ao garçom uma sobremesa com duas colheres. Hoje, é comum ver a cena de uma sobremesa servida com até quatro colheres. Isto até em restaurantes chiques das grandes capitais. O problema com a sobremesa é que aquilo que não conseguimos gastar das calorias doces que ingerimos fica depositado sob a forma de gordura, principalmente na região abdominal. Em nome da estética e da saúde, as pessoas procuram se informar e aprendem, nos inúmeros estudos comprovados e publicados na mídia, que o açúcar é um grande vilão. Qual seria a atitude mais racional? Evitar os excessos. Nas situações de descompensação emocional, é comum buscar-se consolo no açúcar porque acalma a mente. Há séculos, a água com açúcar é considerada um grande remédio após um susto. Em excesso, o açúcar ajuda a tirar o foco da nossa aflição no momento e relaxa. A sobremesa elimina o sabor salgado deixado pela comida. É um hábito tão arraigado concluir as refeições com algo doce que acaba sendo comum sentir falta desse toque açucarado após o sal.

### O que fazer para conseguirmos abolir o hábito de comer doce de sobremesa?

Para suprimi-lo, sugiro encerrar a refeição salgada com um chá de hortelã, que além de ser digestivo age contra giárdia e ameba (sendo, por isto, indicado para quem come salada crua em restaurantes). Seu sabor, semelhante ao da pasta de dentes, proporciona um frescor que em nossa memória é associado ao término da refeição. Outras sugestões são os chás de erva-doce, cidreira e camomila – suaves e também digestivos. Já o café, a bebida mais popular servida após uma refeição entre nós, também encerra a vontade de doce quando consumido logo após o almoço. Após o jantar, prefira os chás, pois café pode tirar o sono no caso de pessoas mais sensíveis à cafeína.

### Mas o organismo não *pede* açúcar?

Pede, mas podemos nos livrar desse hábito, e um dia ele não pedirá mais. Beba um café e, caso não use adoçante, procure diminuir a quantidade de açúcar aos poucos até reduzi-la a uma colher de chá – o equivalente a um envelope nos restaurantes. No começo, o corpo pedirá mais açúcar. Não dê. Logo esta vontade passa. Aos poucos, nos habituamos a não gostar do café com a quantidade de açúcar de antes. Passamos por momentos de frustração para deixar qualquer vício, mas, quando o corpo pedir o doce, você não deve dar. Depois de alguns dias, seu organismo passa a não sentir mais falta da sobremesa... e do açúcar. As sobremesas, então, passam a fazer parte de um programa gastronômico em determinadas ocasiões ou festas, e não mais do dia a dia.

**E comer um pouco de doce nos intervalos das refeições e nos pequenos lanches da manhã e da tarde? Engorda?**
Não convém criar ou manter um hábito de comer doce nos lanches. A partir do momento que comemos o primeiro doce, é como se incentivássemos o corpo a pedir mais carboidratos e açúcar. O doce, principalmente nas pessoas que têm gordura depositada em torno do abdome e nos pré-diabéticos, estimula a produção de insulina e a vontade de carboidratos. O doce em excesso no dia a dia gera gordura no fígado, a qual chamamos de esteatose hepática. Quanto mais se consegue adiar a primeira ingestão de um doce, melhor. Comer doce logo de manhã – por exemplo, mel e geleia – pode despertar uma vontade de doce que vai persistir por todo o dia. E este doce a mais vai ficar depositado sob a forma de gordura. Onde? Na barriga.

**Pode-se falar de doces que sejam benéficos e de outros que causam males à saúde?**
Os doces de frutas com pouca adição de açúcar estão entre as melhores opções de sobremesa. Entre eles, goiabada, bananada, geleia adoçada com frutose, fruta assada com canela, fruta desidratada. Picolés de frutas e mousses feitas com gelatina, iogurte e clara de ovo também são indicados. São sugestões baseadas nos ingredientes saudáveis das receitas.

**E os doces light e diet?**
São indicados para quem quer ou precisa restringir calorias e a ingestão de açúcar. Muito bem-vindos para atender aos diabéticos que tinham pouquíssimas opções de doces, biscoitos, sorvetes e bolos, 20 anos atrás.

**Açúcar refinado deve ser banido de qualquer dieta e substituído por adoçante ou açúcar mascavo?**
O açúcar pode permanecer nas dietas, inclusive nas de emagrecimento. Ele não deve ser consumido por pessoas que apresentem alguma disfunção em relação à glicose e insulina – diabéticos ou resistentes a insulina.

Pode-se emagrecer comendo açúcar, desde que em quantidade limitada. Às vezes, para emagrecer basta diminuir seu consumo diário. O açúcar refinado e o açúcar mascavo têm calorias semelhantes, sendo o mascavo um pouco menos calórico. Ele é mais saudável, pois, ao contrário do refinado, contém minerais e apresenta um índice glicêmico menor. Uma colher de chá ou um sachê de seis gramas, o padrão dos envelopes dos restaurantes, contém 24 calorias, enquanto o mascavo contém cerca de 21.

O açúcar branco não precisa obrigatoriamente ser banido da alimentação. No entanto, é uma boa atitude reduzir seu consumo ou mesmo aboli-lo se a intenção é limpar as artérias, evitar gordura no fígado, afinar o corpo e desacelerar o processo de envelhecimento.

**Quais são os adoçantes mais indicados?**
A stévia (também conhecida como estévia) é o melhor deles. É totalmente natural, extraída de um arbusto pequeno com propriedades edulcorantes – substâncias com capacidade de adoçar superior à da sacarose, ou seja, do açúcar comum. Suas folhas têm glicosídeos com poder adoçante bem maior do que o do açúcar da cana e sem as suas calorias. A stévia não é metabolizável; é eliminada na urina e nas fezes. Seu sabor doce é associado a um leve amargor.

A sucralose, derivada do açúcar, é outro adoçante hoje considerado seguro. No laboratório, ela sofre uma transformação molecular que aumenta seu poder adoçante 600 vezes. É um açúcar modificado: mantém seu sabor, mas não absorvemos suas calorias. É indicado para diabéticos e pessoas que querem diminuir a quantidade de calorias ingeridas.

### E o aspartame?

É bastante polêmico. A ele se associam as mais variadas síndromes e doenças degenerativas. Apesar dos inúmeros artigos contra seu uso, publicados na mídia, é liberado pelo FDA (Food and Drug Administration), a agência reguladora de alimentos e remédios dos Estados Unidos. Para aqueles que optam por um adoçante artificial sugiro que diminuam o uso de produtos que contenham o aspartame, até que surja alguma conclusão sobre seus malefícios ou se comprove sua inocência. No passado, vivemos uma fase em que o ciclamato e a sacarina foram apontados como cancerígenos. Passaram-se mais de dez anos para que se anunciasse a comprovação: os dois não eram nocivos à saúde. Eles voltaram ao mercado na qualidade de edulcorantes seguros. Durante o tempo em que se encontravam suspensos, o uso do aspartame floresceu e dominou o mercado. Agora, é o aspartame que está na berlinda e, no final, somos nós, a população, o laboratório para se testar o que é próprio ou impróprio. Sugiro, portanto, usar como adoçante em cafés, sucos e vitaminas aqueles produtos mais seguros e menos polêmicos: a stévia, a sucralose ou o próprio açúcar, mas em pouca quantidade. Afinal, três envelopes de açúcar, por dia, só contêm 72 calorias. Uma cota razoável.

### Ficamos com o sorvete de frutas ou com o sorvete cremoso?
Os de fruta, sem dúvida. Alguns cremosos têm adição de gordura trans, que é saturada e eleva o colesterol. Portanto, fique atento aos rótulos. Os light têm menos 30% de calorias que o produto tradicional e são indicados nos regimes de emagrecimento. Os diet, isentos de açúcar, são para diabéticos. Os picolés industrializados de uva, limão, maracujá e outras frutas são bem-vindos porque, em geral, são feitos com água, açúcar e a fruta. A maioria dos picolés de fruta adoçados com açúcar tem menos de 100 calorias, o que não é muito. Um ou dois picolés ao dia podem estar presentes numa dieta de emagrecimento.

### Comer frutas na sobremesa facilita a digestão?
O mamão e o abacaxi, na sobremesa, facilitam a digestão. São as únicas frutas que têm este efeito, desde que consumidas em pequenas quantidades, cerca de 100 gramas. O mamão contém papaína; o abacaxi, bromelina – ambas são enzimas que facilitam a digestão das proteínas. Para quem tem dificuldade digestiva, o melhor é comer as frutas – exceto mamão e abacaxi – nos intervalos das refeições. Assim, vai digerir melhor a refeição.

### Chocolate faz bem ou mal para a saúde?
O cacau, principal ingrediente do chocolate, faz bem. O chocolate, em si, nem sempre. O cacau contém flavonoides, que possuem ação antioxidante e ajudam a combater os radicais livres.

Os chocolates geralmente são feitos com massa de cacau, resultado da trituração das favas, manteiga de cacau, açúcar e lecitina de soja, utilizada como estabilizante para tornar a mistura homogênea. Os chocolates amargos apresentam maior concentração de cacau e, portanto, são os mais benéficos. O chocolate ao leite contém também leite e gordura do leite. O chocolate branco não contém massa de cacau, apenas manteiga de cacau e gorduras saturadas combinadas ao leite, ao açúcar e à lecitina de soja. Sendo assim, o chocolate branco não possui nenhuma substância que seja considerada benéfica ao corpo. Já os chocolates com mais de 50% de cacau fazem bem à saúde. Entre todos os alimentos no mundo é o mais rico em antioxidantes. Ele está em primeiro lugar no ranking de qualidade de antioxidantes (ORAC), método que mede a capacidade biológica dos antioxidantes *in vitro*.

### Quem quer emagrecer pode consumir chocolate diet?
No chocolate diet, o açúcar é substituído pelo adoçante e, para preservar a consistência e torná-lo mais palatável, o fabricante, muitas vezes, adiciona mais gordura. Com isso, retiram-se as calorias do açúcar, mas se somam as da gordura. No final, o valor calórico do chocolate diet às vezes é até maior do que o chocolate tradicional. Chocolate diet é indicado para os diabéticos e não para quem quer emagrecer. Portanto, ele pode fazer parte da dieta do diabético, dependendo do que ele coma em um determinado dia. É importante lembrar que, quando ao chocolate são adicionadas castanhas, amêndoas, nozes ou qualquer outra oleaginosa, ele se torna bem mais calórico.

Veja mais nos tópicos a seguir:

## CHOCOLATE, O TOQUE MÁGICO

- Cem gramas de chocolate contêm, em média, 500 calorias. Numa dieta de 1.200 calorias diárias, isto representa quase a metade da cota calórica do dia. O melhor é deixar o chocolate para ocasiões especiais, já que ele possui um toque mágico.

- A diferença calórica entre o chocolate amargo, ao leite, branco, diet ou não diet, é pequena. O chocolate é basicamente feito de gordura, e os chocolates diet têm mais gordura ainda para suprir a ausência do açúcar e manter a mesma consistência.

- Os chocolates diet são indicados aos diabéticos e não aos que querem emagrecer.

- Chocolate dá energia, prazer, faz relaxar por causa do cacau que contém cafeína e outras substâncias que nos ajudam a formar serotonina, o hormônio do prazer. O chocolate proporciona mais energia e disposição a quem vai fazer exercícios físicos em seguida. No entanto, pelo fato de reduzir a sensação de estresse, também pode trazer mais relaxamento para quem prefere ficar no sofá, descansando. Devido ao seu efeito energético e relaxante, ele pode criar dependência e transformar algumas pessoas em chocólatras.

## CAPÍTULO IV
# CRIANÇAS E ADOLESCENTES

## 1. NO CONSULTÓRIO COM OS PAIS

Nos dias de hoje, a obesidade já se tornou um grave caso de saúde pública, atingindo homens e mulheres em vários países. Neste contexto, a obesidade infantil também tem se alastrado, chegando, no Brasil, a todas as classes econômicas e sociais.

As seções a seguir mostram a importância de pais e responsáveis tratarem com a devida atenção e supervisionarem com responsabilidade a alimentação das crianças desde cedo.

Nos Estados Unidos, estatísticas recentes mostram que 15% a 25% dos adolescentes, atualmente, são obesos. Nos últimos dez anos, a obesidade infantil aumentou nada menos do que 50%, sendo que 70% das crianças estão acima do peso ideal, segundo o National Institute of Health (NIH).

Procurar melhorar hábitos alimentares e incentivar a prática de atividades físicas desde cedo é vital. Não é tarefa fácil para um jovem ou uma criança resistir às seduções das campanhas publicitárias multimilionárias, nas mídias, que despejam no mercado, regularmente, produtos alimentícios novos, à primeira vista muito atraentes, mas sem qualquer valor nutricional – até, com frequência, nocivos à saúde porque são encharcados de gorduras enganosas ao organismo.

João Curvo comenta algumas experiências vividas no seu consultório ao atender crianças acompanhadas por seus responsáveis. Fala sobre modelos ambíguos que os pais, às vezes, oferecem aos filhos, exigindo deles uma alimentação saudável, enquanto eles próprios consomem guloseimas às escondidas.

Diante da dificuldade de se manter uma dieta alimentar infantil saudável, ele aponta a necessidade de se fazer dosagem periódica de colesterol e glicose nos pequenos, para identificar quais as probabilidades e os riscos, no futuro, de a criança se tornar um adulto diabético ou vulnerável a distúrbios cardiovasculares.

Não comprometer o paladar da criança para determinados sabores na sua vida adulta é outro assunto que vem a seguir, assim como o mau hábito de crianças e jovens de acompanhar as refeições com refrigerantes.

**A partir de qual idade se deve procurar um nutrólogo para a criança?**
Não há uma idade determinada. A mãe pode levar a criança, desde pequena, ao consultório de um profissional da nutrição. Normalmente, nos primeiros anos de vida, a mãe segue a orientação alimentar fornecida pelo pediatra, e o profissional da nutrição é requisitado caso haja comprometimento nutricional por causa de alguma patologia, intolerância, alergia alimentar ou obesidade. Então, o nutrólogo ou o nutricionista passa a trabalhar junto com o médico pediatra.

Hoje, independentemente de qualquer disfunção ou doença, cresce o número de pais que agendam consultas procurando orientação para melhorar a alimentação dos filhos. Isso é muito bom! É o início de uma nutrição preventiva de doenças nos próximos meses e mesmo nas próximas décadas. É a base para assegurar saúde e crescimento. É importante o jovem chegar à vida adulta com um corpo também jovem, sem placas de colesterol aderidas nas artérias, sem gordura no fígado, com os exames de sangue bons. Algumas pessoas, aos 25 anos, já têm um corpo desgastado, com artérias semelhantes às de idosos. Nos Estados Unidos, é crescente o número de jovens com menos de 20 anos com diagnóstico de doenças como diabetes do tipo 2, hipertensão arterial e até infarto do miocárdio.

**A obesidade na criança e no adolescente está crescendo no Brasil?**
Sim, especialmente na região Sudeste. Dados estatísticos mostram que as crianças e os adolescentes do Sudeste pesam mais que os do Nordeste. Nas regiões Sul e Centro-Oeste também vem crescendo bastante a obesidade em crianças e adolescentes. A prevalência de obesidade é menor no Nordeste, como mostram as estatísticas referentes a crianças e adolescentes com idade de 2 a 17 anos. Ela é mais frequente em meninas e nas áreas urbanas.

**Como os pais podem ajudar no tratamento da criança?**
O ideal é o incentivo dos pais ao hábito de refeições saudáveis. Eles também precisam cuidar de si mesmos. "Tratando a mãe, trata-se o filho", assegura uma regra da medicina chinesa. Levar o filho para uma consulta com um profissional de nutrição, que orienta e traça metas para seu crescimento e desenvolvimento, pode enfatizar a responsabilidade da criança para com a sua saúde. Sensibiliza a criança a "tomar conta" do seu corpo e prestar contas a ele. Com as avaliações físicas periódicas no

consultório, a criança e o jovem constatam o quanto cresceram, percebem se aumentou ou diminuiu o percentual de gordura corporal e se desenvolveram adequadamente massa óssea e massa muscular.

**Os pais devem recriminar a criança quando ela resiste à alimentação saudável?**
Descomposturas ou caras enfezadas, principalmente em se tratando de crianças, podem não ser uma boa tática. É importante orientar e dar bons exemplos. Só recriminar pode gerar o efeito contrário: provocar mais ansiedade, revolta e afastamento do caminho certo. A criança tem de ser sensibilizada para perceber a relação direta entre o modo como ela se alimenta e o que ocorre no seu corpo. O efeito e a causa devem ser percebidos. Isso só se aprende vendo, vivenciando. Logo, é importante despertar na criança a atenção básica para perceber no corpo a variação de seu volume. O ideal é quando o paciente, criança ou adulto, chama a própria atenção, se assim achar que mereceu.

Na minha forma de ver, o profissional de nutrição deve orientar a alimentação a ser seguida, sem radicalismo, e só proibir realmente algum alimento em caso de doença ou alergia alimentar. A princípio, não proíbo nada, apenas oriento. Digo que não é preciso dizer adeus a bolo, torta, brigadeiro, pizza, sanduíche, refrigerantes e tantos outros alimentos que, se consumidos cotidianamente, causam um efeito nocivo no organismo. Proponho que se deixem estes alimentos para determinados dias e ocasiões. Não proíbo, mas não recomendo. Para o dia a dia das crianças que precisam emagrecer, proponho combinações alimentares saudáveis, deixando, porém, duas refeições "livres" na semana, quando ela poderá comer o que não foi prescrito, por ser mais calórico ou pouco saudável. Enfatizo que duas refeições livres não são dois dias inteiros sem regras. Podem ser dois almoços, dois jantares ou um almoço e jantar, por exemplo. Digo que é livre para as escolhas dos cardápios de pratos ou lanches, e que só não pode uma coisa: se empanturrar! Não se deve comer demais até ficar com a barriga distendida de tão cheia. Isso engorda porque vicia e adoece. Saber até onde ou até quanto consumir sem se envenenar é o elemento-chave para poder comer de tudo dentro de seus limites. Quem passa a comer corretamente no dia a dia deixa de sentir compulsão por comer pratos gordurosos e doces mais doces. O desafio do profissional está em sensibilizar a criança para as vantagens de reduzir o consumo de alimentos nocivos à saúde, incluir alimentos saudáveis e negociar com a natureza. Indico a direção alimentar, o paciente escolhe o caminho e observa os efeitos em seu corpo. Informo, avalio, mostro opções. É um trabalho de despertar o autoconhecimento, de estimular a percepção do funcionamento do próprio corpo, segundo sua natureza.

**As crianças chegam ao seu consultório acompanhadas da mãe, do pai ou de ambos, de boa vontade?**
Houve crianças que entraram no meu consultório e nem me olharam, de tão emburradas que estavam. Muitas vezes, elas vêm à consulta forçadas pelos pais. Como o meu trabalho frequentemente busca uma mudança comportamental, tenho de criar um elo estreito com o paciente; no caso, com a criança. Coleto informações com os pais, mas valorizo o contato direto com a criança, despertando nela uma cumplicidade comigo,

mostrando que posso orientá-la no que busca, seja emagrecer ou engordar, crescer e ficar forte. Digo que quero chegar a um bom resultado e isso só acontecerá se ela enxergar como clara, ou seja, coerente, minha proposição alimentar. Tenho de conquistar a sua confiança para que realmente me ouça, negocie comigo e com ela mesma numa relação sincera. Olho no olho. Combinamos juntos a rotina alimentar. Nada de piscadelas disfarçadas para o pai ou a mãe. Sou mediador da escolha que ela fará na próxima refeição, seja em casa, no recreio ou em um restaurante. Pergunto sempre à criança ou ao adolescente – e não a seu acompanhante – "Por que você veio a esta consulta?" Quero ouvir sua resposta. Quero saber se a motivação foi dela, dos pais ou de ambos. Quero ouvir dela como acha que posso ajudá-la. Aos poucos, inicio um diálogo para estabelecer uma cumplicidade com a criança. Quero que ela me veja como um médico que pode ajudá-la em questões de saúde e de forma corporal. Quero que me veja como um aliado.

Até aparecerem os primeiros sinais de puberdade, geralmente a criança vem a mim influenciada pelos pais. Quando começa a surgir a vaidade relacionada com a sexualidade, aí são elas que pedem para vir ao consultório. Solicitam ajuda.

### Por que uma criança recusa determinados alimentos?
Os motivos podem ser vários. Podem estar ligados a alguma memória, a alguma situação desconfortável quando lhe foi oferecido aquele alimento pela primeira vez. Pode ser uma rejeição inicial ao sabor. Pode ser apenas manha para chamar a atenção. É muito importante que a criança veja os pais, a família, em harmonia, comendo alimentos saudáveis – verduras, legumes, frutas. Às vezes, a mãe possui péssimos hábitos alimentares

e deseja que a criança não os tenha. Muitas vezes, sem querer, elas passam para os filhos as próprias preferências e rejeições alimentares. Frequentemente essas mensagens não são transmitidas verbalmente, mas por meio de gestos, caretas e expressões corporais.

### É assim que se pode originar a aversão a certos alimentos?

No caso das aversões é comum encontrar adultos que dizem não gostar de determinado alimento, como, por exemplo, abóbora. No entanto, quando indagamos desde quando eles não apreciam abóbora, não fazem a menor ideia nem sabem dizer por que deixaram de gostar dela. A abóbora não tem um sabor muito ativo – é meio doce – e pode até ser vista como um alimento um pouco sem graça, assim como a cenoura e o chuchu. Em princípio, não há por que rejeitá-los, já que sem graça não é sinônimo de ruim.

Acredito que muitas das rejeições são criadas no momento da apresentação dos vegetais à criança. Às vezes, a rejeição pode estar relacionada à primeira vez em que ela comeu aquele alimento e não gostou. Um peixe, por exemplo, com cheiro ruim, quase estragado, pode causar aversão e o registro de "não gosto de peixe" para o resto da vida. As aversões também podem surgir após excessos alimentares em alguma ocasião. Depois de passar mal por comer demais certo alimento, pode-se criar aversão a ele. Entre os adultos, é comum existir aversão a determinada bebida alcoólica que um dia se ingeriu em excesso. Porre de vinho pode causar aversão a vinho, por anos seguidos.

**Como não comprometer o paladar da criança para o futuro?**
O sabor doce é o preferido dos bebês e das crianças. É o que mais gostam. O doce arranca sorrisos e, muitas vezes, é usado como recompensa. Por ser tão querido e ao mesmo tempo fazer mal no longo prazo, o açúcar deve ser pouco oferecido ao bebê que ainda não conhece o sabor mais açucarado. O doce vicia, e este vício pode ser evitado ainda na infância. Depois do doce, a preferência é pelo ácido e o salgado. Já o sabor amargo e o azedo são os mais rejeitados. Na teoria evolucionária, o doce é o preferido porque está vinculado à energia imediata que os carboidratos oferecem. Já a aversão ao amargo e ao azedo seria uma forma de proteção contra alimentos estragados.

A educação recebida pela criança influencia diretamente suas escolhas alimentares futuras. Quando a mãe ou a babá oferece um alimento do qual não gosta, a criança logo percebe, e há grandes chances de não comer com prazer ou até mesmo rejeitar aquele alimento. A mãe ou a pessoa que alimenta o bebê deve sempre experimentar o que vai servir e agir como o soldado do rei ou da rainha. Assim, será aferido o frescor, o tempero e se perceberá se a comida está realmente *própria* para ser servida. Alimentos picantes como cebola, alho ou pimentão devem ser introduzidos aos poucos para não arder a mucosa da boca da criança, criando uma relação ruim com estes alimentos já na primeira infância. O adulto que fica tirando cebolas dos pratos e dos sanduíches provavelmente viveu a experiência de sentir o sabor picante como agressor dos botões gustativos da língua, quando pequeno. Temperos mais fortes como gengibre e pimentas não devem ser oferecidos a crianças menores de seis anos.

### Que fazer em relação ao sabor amargo?
Por ser mais rejeitado, o sabor amargo deve ser também introduzido aos poucos. Encontra-se o sabor amargo no jiló, na rúcula, no radicchio, na acelga e na berinjela. São alimentos saudáveis, mas devem ser apresentados às crianças separadamente e em pequena quantidade.

### Existe uma memória gustativa?
Todos nós já passamos pela experiência de comer algo que nos remeteu a uma pessoa, um lugar ou uma situação. Além de nutrientes, a comida carrega um forte componente psicoemocional. Há uma memória de cheiros, sabores e texturas familiares. Muitos alimentos podem provocar uma sensação de aconchego, despertar lembranças da mãe, da infância. Outros, ao contrário, por terem sido mal apresentados ou por evocarem uma situação ruim, podem ser rejeitados por toda a vida. Logo, a atração ou aversão gustativa pode estar relacionada ao sentimento de amor, de recompensa, ao estresse ou a algum conflito emocional existente no momento em que se comia determinado alimento.

### Por que muitas crianças se viciam em comidas gordurosas quando crescem, deixam as creches e vão para a escola?
A atração pela gordura é uma herança dos tempos das cavernas, quando a alimentação era escassa. Armazenamos energia no corpo sob a forma de gorduras. Animais precisam de gordura para o funcionamento celular, e nem sempre é fácil obtê-las na natureza. Por isso, o corpo tem um mecanismo que nos leva a repetir um pouco mais os alimentos com gordura. A gordura estimula a produção de substâncias endocabinoides, que

nos dão prazer e relaxamento e desencadeiam nas células o desejo de comer um pouco mais. Só mais uma fatia, só mais um petisco, um biscoito recheado ou uma batata frita. Estudos atribuem à gordura a vontade do "um a mais".

**E nas escolas, longe dos pais, a tendência então é comer guloseimas?**
Quando a criança não é sensibilizada para levar ou escolher alimentos saudáveis, sem dúvida optará por guloseimas, balas, doces e frituras. Em muitas escolas, elas encontram, na cantina, biscoitos engordurados e sanduíches, também cheios de gorduras. Ora, as frituras são douradas, sedutoras e proporcionam um bom paladar. A gordura trans, muito utilizada pela indústria alimentícia, ajuda a arredondar o alimento na boca, amacia sua textura e o torna mais atraente. A mistura de gordura com os carboidratos, que resulta nas pizzas, massas, biscoitos e bolos, é muito traiçoeira por seduzir com facilidade o paladar. A combinação da gordura com farinha e açúcar faz os bolos; já com farinha e sal, pastéis, empadões, pães e biscoitos. Essa combinação de gordura com farinha exacerba a vontade de repetir a porção ou comer o "um a mais".

O excesso de consumo de farinha de trigo está causando o aumento da intolerância ao glúten. Já a grande ingestão de pães combinados com gorduras – sob a forma de queijos, manteiga, embutidos e frituras – também promove obesidade, assim como o aumento da incidência de resistência insulínica, diabetes e colesterol alto nas crianças.

**Você acha que a cantina da escola tem papel importante na saúde da criança?**
Sim, sem dúvida alguma. A escola tem de ser educativa como um todo. A nutrição deve ser abordada em sala de aula, de modo informativo, na linguagem infantil e sensorial, já no jardim da infância. A cantina da escola é um elemento cultural; é o ponto de encontro dos pequenos. Podemos, a partir dali, criar hábitos bons ou ruins para o resto da vida. Hoje, é crescente o número de escolas diferenciadas que, em virtude de uma visão ampla do conceito de educação, não permite a venda de frituras e outros alimentos não saudáveis em suas cantinas. Mas, quando a cantina não oferece opções saudáveis, o ideal é levar o lanche de casa. No entanto, um grande número de crianças entre 8 e 12 anos passa pela fase de contestação e considera um mico levar o lanche pronto feito em casa. Assim, começam a ter vergonha de levar para a escola uma fruta ou sanduíche caseiro. O que esse grupo de crianças geralmente quer é o que já vem pronto, o produto industrializado. Para seguir a maioria, ela prefere comprar alguma coisa na cantina. E essa coisa é sempre acompanhada por um refrigerante.

**O que você diz sobre o hábito de fazer refeições acompanhadas de refrigerante – um costume tanto entre crianças como entre os adultos?**
Na minha forma de ver, os refrigerantes devem ser deixados para momentos especiais, como fins de semana ou festas. Desaconselho o consumo diário, sobretudo em todas as refeições. Pesquisas já correlacionaram o uso regular de refrigerantes nas refeições diárias com o aumento da obesidade e diabetes. Recebo com frequência crianças e adultos que tomam refrigerante no almoço, jantar e lanchinhos. Às vezes, bebem refrigeran-

tes até no café da manhã. Para eliminar esse hábito, sugiro fazer a transição com um suco de fruta ou refresco feito com limão, maracujá ou caju. Destaco estas frutas por serem fontes de vitamina C, que, entre suas propriedades, facilita a absorção do ferro e do cálcio. Contraindico também o hábito de tomar mate nas refeições, isto para as crianças, porque ele pode reduzir a absorção do ferro e do cálcio, que são essenciais para o crescimento dos músculos e os ossos. O ideal mesmo é comer sem o acompanhamento de qualquer líquido.

### Quando e como começa o hábito de tomar refrigerante?
Quando prova refrigerante pela primeira vez, a criança sente aquela água com bolinhas refrescantes e meio ardidas saindo pelo nariz. Faz cara de espanto, contrai o rosto, a boca e a respiração. A sociedade e, às vezes, a própria mãe, tanto insistem que a criança começa a gostar do sabor e do efeito do gás. As propagandas que associam os refrigerantes às pizzas, sanduíches, restaurantes e refeições festivas costumam dar água na boca e incentivam seu consumo. São bem-feitas, vendem muito bem a ideia de tomar refrigerantes nos lanches e refeições. Raras são as festas infantis sem refrigerantes. Ele está muito ligado à recompensa e ao prazer. Muitas vezes, o hábito de consumo diário começa antes dos sete anos. Depende bastante dos pais. Quando eles só fazem refeição com refrigerante, não têm argumentos para evitar que as crianças também adquiram este hábito.

### O que oferecer como alternativa?
Um refresco. Laranjada, por exemplo. Antigamente, as pessoas tomavam laranjada. Hoje, só se consomem sucos concentrados. Uma água com fruta é tão bom! Uma rodela de

abacaxi batida com água é uma delícia. Uma limonada também. Logo, a alternativa mais saudável é refresco ou suco de frutas em vez de refrigerante. O suco de uva orgânico vendido em garrafas de vidro, diluído com água, é uma excelente opção de refresco saudável.

**Como a alimentação infantil é influenciada pelas mudanças de hábitos culturais alimentares? O brasileiro, por exemplo, segundo pesquisas recentes, está deixando de comer arroz com feijão.**
A alimentação infantil é moldada pelos pais. Nas famílias em que a mãe trabalha fora e não tem uma empregada ou alguém que ajude a preparar as refeições, a tendência será criar uma comida prática e rápida. Na maioria das vezes, a base é o trigo e o que varia é a forma de apresentação. Às vezes é macarrão, outras lasanha ou sanduíche. Biscoitos costumam ser baratos e matam a fome. Repare que a população pobre não é a mais magra, é obesa e mal nutrida. As mães pobres que trabalham fora têm menos condições ainda de oferecer uma refeição de qualidade a suas crianças.

Devido ao corre-corre da vida contemporânea, o consumo de arroz e feijão está realmente diminuindo. Além disso, o arroz com feijão é um acompanhamento; não é um prato principal. Isso quer dizer que fazê-los significa ainda mais trabalho na beira do fogão. Na mesa tradicional do brasileiro, havia, pelo menos, quatro itens: arroz, feijão, uma carne e uma salada ou legume. Muitas vezes, ainda se servia batata e também farofa. Hoje, no entanto, pouco a pouco os cardápios estão sendo mudados para pratos únicos, massas ou lanches. Chego a pensar que o arroz com feijão pode no futuro ser visto como uma *comida dos avós*. Já ouvi de uma paciente adolescente que arroz com feijão era comida de gente velha. Perguntei como assim? Ela respondeu que em casa que só há adultos jovens não se faz arroz com feijão. Dá trabalho, argumentou. Realmente creio que o adulto que sai o dia todo para trabalhar, provavelmente, não cozinha arroz e feijão. Ainda mais que a tendência é a figura da empregada doméstica desaparecer no Brasil, tal como já ocorreu nos países industrializados. Por isso, cada vez mais estamos optando pela chamada alimentação prática. E a refeição prática nem sempre é saudável e completa em termos nutricionais.

**Do ponto de vista nutricional, qual é a perda com a diminuição do consumo deste prato nacional?**
O feijão, que é uma leguminosa, com o arroz, que é um cereal, tem nutrientes complementares. A combinação de cereal com leguminosa fornece todos os aminoácidos essenciais, que são aqueles de que nosso corpo necessita e não produz e, por isso, devem ser obtidos através da alimentação. A combinação do feijão com arroz auxilia nosso corpo a formar suas próprias proteínas, músculos, pele, cabelos, unhas e ossos. O arroz contém metionina, aminoácido essencial, ausente no feijão. O feijão, por sua vez, tem lisina, aminoácido essencial que falta ao arroz. Por isso, juntos, fornecem todos os aminoácidos de que precisamos. Este prato também é fonte de ferro, zinco, vitaminas do complexo B e, quando o arroz é integral, fornece mais fibras.

**Quais são os outros cereais e leguminosas que, juntos, formam uma proteína completa?**
Cereais: além do arroz integral, o milho, trigo e a quinoa. Leguminosas: além do feijão, lentilha, grão-de-bico, grão de er-

vilha, fava. Um angu ou uma polenta com feijão, por exemplo, têm os mesmos aminoácidos de uma carne. É um prato completo em termos proteicos. Já alimentou muita gente que não tinha dinheiro para comprar algum tipo de carne.

**Mas engorda...**
Tudo depende da quantidade das porções. O que não se pode, nunca, é comer demais. Temos uma cultura que festeja a repetição dos pratos quando gostamos muito deles. A família acha bonito a criança repetir a comida. Na nossa cultura, isso quer dizer que ela é bem cuidada e que naquela casa há fartura.

Há 200, 300 anos, consideravam-se belas as mulheres gordas. Elas tinham fartura em casa, pois os homens caçavam e a comida chegava facilmente. Já manter a comida era mais difícil porque não havia freezer nem geladeira; não existia gás, e o fogão era a lenha. Por isso, os nobres eram gordos, enquanto a maior parte da população do mundo era magra. Muitas das moléstias que foram catalogadas, no passado, eram doenças da opulência. A gota, por exemplo, chamada de doença dos reis, era uma delas, já que causada pelo grande consumo de carne, o que propiciava a concentração excessiva de ácido úrico no organismo.

**Voltando às crianças: por que elas, hoje, têm tendência à obesidade?**
Hoje, temos saquinhos de biscoitos por todo lado e precisamos contar com uma alimentação prática, além de refeições intermediárias. Biscoitos recheados e guloseimas industrializadas facilitam a vida da mãe que, geralmente, vive correndo de um lado para outro, tendo de administrar várias frentes.

Com este tipo de alimentação, ela se assegura quanto à higiene do produto, mas não quanto à qualidade do corpo que essa alimentação prática pode promover ao longo de toda a infância. No passado, existiam apenas o café da manhã, o almoço, o lanche e o jantar. As crianças comiam frutas frescas. No meio da manhã, sempre tinha alguém para descascar uma laranja. Hoje é raro ver alguém chupar ou comer uma laranja com o bagaço. Ela é mais consumida na forma de suco, fresco ou industrializado. No lanche da tarde, em geral, havia só pão com manteiga, chá ou leite. Os adultos chamavam as crianças para lanchar e, quando havia novidade, era um bolo caseiro. Eram poucas as crianças gordas. Na escola e em toda turma, havia um ou dois colegas mais gordinhos que eram exceção. Motivo de zombaria, sofriam bullying, em silêncio.

**Pesquisas apontam que mais de 50% das crianças estão acima do peso ideal. Além da alimentação bem mais calórica, que outros fatores colaboram para esta realidade?**
O sedentarismo certamente é outra causa diretamente envolvida na geração da obesidade. Hoje as crianças ficam horas na frente da televisão e do computador, permanecem sentadas durante muito tempo, sobretudo nas grandes cidades. Antes, elas brincavam na praça ou na rua. Agora, a família precisa contar com a presença de alguém cuidando delas e, com isso, muitas vezes, limitando seus movimentos. As praças – pelo menos das grandes metrópoles – são perigosas para elas frequentarem sozinhas. Assim, acabam mesmo diante da TV ou no computador, onde estão protegidas das várias violências. No entanto, nessas horas estão sempre comendo uma coisinha e, desse modo, semeando doenças para o presente e para o fu-

turo. Mas atenção: se elas são matriculadas na escolinha de natação, por exemplo, fazem atividade física durante 40 minutos e depois da aula vão comer guloseimas com gorduras e açúcar na cantina da academia, não estão resolvendo o problema. É importante que as academias também tenham opções saudáveis de lanches.

**Quanto tempo de atividade física é indicado para que a criança emagreça?**
Existe a recomendação de colocar as crianças que estiverem acima do peso em alguma atividade física, de moderada a intensa, de 60 a 90 minutos, todos os dias. É o tempo que levam assistindo a um programa de TV, um filme, jogando videogame. De preferência, matricule essa criança em algum esporte para que obtenha outros benefícios além de queimar gordura. O esporte faz a criança lidar com a disciplina, com o espírito de equipe, com a vitória e a derrota. A intensidade do exercício deve progredir aos poucos. Deve-se iniciar com 30 minutos de atividade física aeróbica e, pouco a pouco, aumentar este tempo. Judô e balé não fazem parte das atividades físicas recomendadas para emagrecer. São ótimos para a saúde, para a disciplina, para a formação, mas não para promover emagrecimento. A recomendação inicial é começar a restringir o tempo das atividades sedentárias. Temos de tirar as crianças do sedentarismo por pelo menos duas horas, buscando atividades que façam com que elas usem suas reservas de gordura. Com isso, estamos cuidando do coração e do pâncreas da criança. Mas só atividade física não adianta para emagrecer. É preciso seguir um planejamento alimentar. Na medicina chinesa, dizem que, para tratar o filho, é necessário tratar a mãe. A mãe

ou quem exerce seu papel tem de estar totalmente envolvida no tratamento da criança que esteja acima do peso.

**Que doenças podem acometer um adulto associadas à sua alimentação na infância?**
Há hábitos alimentares que vão, silenciosamente, causando problemas nos níveis de colesterol e glicose já nas crianças. O colesterol vai se depositando na forma de placas de gordura na parede das artérias desde a infância. Com isso as artérias vão se tornando mais rígidas e se inicia um processo que leva à hipertensão arterial. A população não tem, ainda, o hábito de dosar colesterol na criança, mas este procedimento deveria ser adotado para se começar a priorizar alimentos que ajudam a não aumentá-lo. O mesmo ocorre com a glicose que, elevando-se, potencializa o risco de diabetes e doença cardiovascular na vida adulta.

Diabetes e obesidade são hoje epidemias mundiais associadas ao comportamento alimentar. Temos de educar as crianças para que elas não tenham problemas relacionados à obesidade já na infância e adolescência. A questão não é mais só tratá-las para que não se tornem adultas obesas e doentes; pois hoje vemos que os problemas relacionados à obesidade ocorrem desde a infância. Nos Estados Unidos, há crianças hipertensas com resistência insulínica e desarranjos osteoarticulares causados pelo excesso de peso.

**A partir de que idade se deve fazer essa dosagem de glicose e colesterol?**
Não há um consenso quanto à idade ideal para se começar a fazer exames de sangue para medir glicose e colesterol na crian-

ça. Geralmente se opta pela idade em que ela entra na escola, e a vida começa a exigir mais responsabilidade, através dos horários, das lições e dos compromissos que se iniciam. Tomar conta do próprio corpo no sentido de aprender a ter maior consciência corporal, perceber suas vulnerabilidades, é algo que também pode ser ensinado, geralmente pelos pais. No início da idade escolar, por exemplo, devemos observar se a criança está com sobrepeso e verificar se está com o colesterol elevado, com alteração na glicose e na insulina. Através de exames simples, já na infância, podemos fazer a prevenção de doenças cardiovasculares naquelas que têm história familiar com ocorrência de morte súbita, infartos, AVC e diabetes do tipo 2. Caso não seja monitorada, uma criança de oito anos com taxas elevadas é forte candidata a se tornar um jovem com risco de infarto ou diabetes. Esta possibilidade também será consequência do esgotamento da capacidade do pâncreas de produzir insulina em função do excesso de carboidratos ingeridos. Quem come muito pão, muito biscoito, muita pizza, enfim, muito carboidrato, de tanto requisitar o pâncreas para a produção de insulina pode esgotar sua capacidade funcional. Em um exame de sangue pode-se observar essa vulnerabilidade em relação a diabetes no futuro. Prevenindo-se contra diabetes, previne-se também contra doenças cardiovasculares. Se estes desequilíbrios relacionados à glicose e ao colesterol são constatados na infância, podemos ensinar a criança a lidar com estas vulnerabilidades e corrigir tais tendências.

**Sendo o papel dos pais tão importante, como eles podem e devem dar o bom exemplo?**
Os pais devem preocupar-se com a própria alimentação. É importante a criança observar que o pai e a mãe se cuidam bem

para que não haja uma dissociação entre o que pregam e o que fazem. Se os pais começam a notar um problema nutricional no filho, devem cuidar da sua própria alimentação para que ele veja que os pais também se tratam corretamente. Tenho exemplos de mães obesas, com alimentação completamente desorganizada, com filhos de quatro, cinco anos submetidos a uma alimentação saudável, mas absolutamente rígida. Elas exigem dos filhos uma alimentação saudável radical, enquanto guardam chocolates no armário para comê-los às escondidas. Talvez esta criança, assim que puder, coma guloseimas proibidas também às escondidas.

**Falando sobre vegetarianismo – qual a melhor proteína: a vegetal ou a animal?**
A proteína animal é absorvida pelo organismo muito mais facilmente do que a vegetal. A proteína animal contém todos os aminoácidos essenciais em quantidades e proporções ideais e por isso é chamada de proteína de alto valor biológico. A proteína vegetal, de modo geral, é associada aos fitatos, às fibras vegetais, que prejudicam sua absorção. Mas se o vegetariano tiver uma boa alimentação que inclua grãos, sementes, cereais e frutas oleaginosas não terá nenhuma carência proteica. Na infância, é fundamental consumir alimentos ricos em proteínas e ferro para o desenvolvimento da massa muscular. É importante também que os alimentos sejam fontes de cálcio para o crescimento ósseo.

## 2. O MUNDO DOS ADOLESCENTES

**Como é o comportamento dos adolescentes relacionado à alimentação?**
Adolescentes enfrentam questionamentos e conflitos com a própria imagem e com a imagem que terão dali a pouco na vida adulta. Uns se acham gordos, outros magros demais, a maioria queria ser mais alta e ter músculos fortes, e todos anseiam por uma definição corporal no curto prazo. A alimentação, que antes era de certa forma imposta pelos pais (de modo correto ou não), agora passa por julgamentos próprios, e às vezes o jovem cria, ele mesmo, outro sistema alimentar para contestar. Muitas vezes, muda para pior e passa a querer apenas sanduíches, batatas fritas, massa e carnes, recusando aquilo que aprendeu ser saudável. Comer *junk food* pode ser parte da expressão de uma rebeldia. O ato de comer errado agride, sobretudo, a mãe. Mas há também os que se desequilibram restringindo calorias, sem critérios nem orientação. Em relação às bebidas que contêm cafeína – café, mate, chá-verde, *ice tea* –, não são aconselháveis porque tiram a fome e diminuem a absorção de cálcio e ferro pelo organismo. Nesta fase, é preciso estar atento aos sinais de um comportamento ortoréxico, anoréxico ou bulímico no adolescente ansioso que está em busca da "imagem ideal".

**Quais são os distúrbios alimentares mais frequentes nos adolescentes?**
Anorexia e bulimia.

### Como se caracteriza a anorexia?
A anorexia é um desequilíbrio alimentar em que a pessoa efetua jejuns prolongados e ingere mínimas quantidades de calorias e, por consequência, de nutrientes, que são a garantia de uma boa saúde. Esta doença, em geral, se inicia na puberdade, quando o jovem emagrece bastante, podendo chegar à desnutrição. É uma doença grave que pode até levar à morte. Os anoréxicos são magros, mas se veem gordos ou com gorduras localizadas. A percepção corporal deles se transforma e é deturpada. (Leia sobre anorexia no capítulo VII.)

### E a bulimia?
A bulimia é um desequilíbrio alimentar psicológico caracterizado por comer de forma compulsiva e depois usar algum método inapropriado de purgação para o controle do peso. A ideia é se livrar da comida a qualquer custo. Para isso utilizam-se métodos como forçar o vômito, tomar laxantes ou diuréticos, assim como praticar exercícios aeróbicos em excesso. Forçar vômito é o mecanismo mais comum, quase sempre feito às escondidas. Após o vômito, os jovens costumam relatar alívio por se verem livres do desconforto físico de um excesso alimentar no estômago. (Ver sobre bulimia no capítulo VII.)

### Como tratar a anorexia e a bulimia nos adolescentes?
O ideal é contar com uma equipe multidisciplinar. É preciso envolver no tratamento o psicólogo, psicanalista ou psiquiatra, o clínico e ou nutricionista para que trabalhem em conjunto. Se o cardápio alimentar prescrito pelo nutricionista ao paciente anoréxico não é seguido, por boicote dele próprio – que, pelo fato de estar doente, não enxerga o que vemos –, de pou-

co adiantarão as informações fornecidas por esse profissional. Assim, sem o devido suporte psicológico, de nada valerá a prescrição de suplementos com vitaminas, aminoácidos e minerais, porque o paciente, com distorção da autoimagem, muitas vezes boicota a ingestão de cápsulas ou comprimidos que possam fazê-lo ganhar peso. Muitos anoréxicos fingem tomar suas vitaminas na frente dos familiares, mas as escondem na boca para, em seguida, cuspi-las quando estiverem sozinhos. O bulímico também vomita às escondidas, após fazer as refeições domésticas, e age do mesmo modo no banheiro da casa de amigos, das salas de festas, das boates ou restaurantes. Seus ataques compulsivos são resolvidos igualmente às escondidas – seja após devorar uma caixa de bombons inteira, seja depois dos famosos assaltos à geladeira. Quando o clínico e o nutricionista não resolvem esta dificuldade, com suas prescrições e por meio da relação clínico/paciente ou nutricionista/paciente, é sinal de que a chave do tratamento está com o psicólogo, psicanalista ou psiquiatra, que trabalha no campo psicoterapêutico e medicamentoso. Só a partir daí, o nutricionista e o clínico conseguirão atuar de fato. Se o paciente não tomar os medicamentos nem comer o que deve, de nada adiantarão nossas prescrições.

**E quanto aos jovens que passam a fazer exercícios físicos e musculação de forma compulsiva e, embora já estejam bastante musculosos, querem ser ainda mais fortes? Trata-se também de uma compulsão?**
Sim, chama-se vigorexia. Acomete mais os rapazes e adultos jovens entre 18 e 35 anos. Na vigorexia, ocorre uma alteração no comportamento em função de um transtorno na percep-

ção da imagem do próprio corpo. A pessoa com vigorexia passa muito tempo em atividade física, costuma fazer uso de alimentação muito rica em proteínas, come diariamente dezenas de claras de ovos e consome megadoses de suplementos nutricionais. Por vezes, usam hormônios anabolizantes, vendidos às escondidas por algum *personal* ou colega de academia, para aumentar a massa muscular. Nunca estão satisfeitos com o próprio corpo. Sempre acham que precisam fortalecer mais alguma parte. (Leia sobre vigorexia no capítulo VII.)

**A musculação pode ser prejudicial à saúde?**
A musculação é benéfica – aliás, é este o seu objetivo –, mas pode tornar-se prejudicial e transformar o corpo delgado de um adolescente semelhante ao de um leão de chácara, com músculos avantajados, encurtamentos e pouco pescoço. É de fundamental importância a orientação do profissional de educação física que o acompanha e prescreve seus exercícios. Musculação bem conduzida faz bem. Mal conduzida, traz problemas que surgirão quando houver má execução ou sobrecarga no exercício. Os excessos podem ocorrer pela má direção do profissional que acompanha o processo, que compactua com a vontade do seu aluno ou aluna de querer ser musculoso demais ou que ache *bonito* essa hipertrofia muscular. Por conta de excessos, muitas vezes a menina muda a forma de pisar, encaixa o quadril para frente, perde a cintura, adquire um padrão de braço masculino, sem o torneado feminino, hipertrofia o quadríceps, músculo localizado na parte anterior da coxa. No entanto, se bem conduzida, a musculação é excelente prática física, porque pode fortalecer o corpo como um todo – tórax, pernas, coxas, braços, abdome.

O nutrólogo e o nutricionista não devem concordar com o paciente quando ele solicita chegar a um peso muito abaixo do que é benéfico para a saúde e para a imagem harmônica do corpo. Assim também, o professor de educação física deve orientar, educar. Excessos não são educativos e não fazem bem à saúde.

**Há uma diferença física, quanto ao desenho do corpo, entre os adolescentes do Rio de Janeiro e das outras cidades do Brasil?** Minha impressão é a de que no Rio de Janeiro é cada vez maior o número de jovens com os músculos definidos, braços com musculatura hipertrofiada, buscando ter abdome "tanquinho" (ou quase isto), adeptos da musculação, corrida ou algum esporte. A estrutura física dos rapazes de 16 a 20 anos que fazem musculação é diferente daquela dos outros que não a praticam. Os rapazes do Nordeste, por exemplo, costumam ter silhueta mais fina. São magros e fortes e não têm músculos hipertrofiados, pois não costumam usar aparelhos nem pesos para se exercitarem. Já os jovens de outras capitais do Sul, Sudeste, Centro-Oeste e Norte estão engordando e adquirindo maior volume no abdome. É o que mostram as pesquisas. No Rio de Janeiro, por causa da praia, do calor e do despojamento que a cidade inspira, os jovens estão sempre de short ou roupas de praia, expondo o corpo. Espontaneamente há uma maior preocupação em certificar-se de como está sua imagem ao olhar do outro. Enquanto em outras capitais observam o automóvel ou a grife da roupa, no Rio observam a barriga, que quase todos os dias acaba ficando exposta. Ouvi isto recentemente de dois jovens pacientes paulistanos.

**Em relação às adolescentes é a mesma coisa?**
Acho que têm um corpo mais bonito as que têm a dança como exercício. Balé, jazz, samba, dança moderna, dança livre tonificam a musculatura das panturrilhas, coxas e dos glúteos. Na dança, também se trabalham muito a musculatura abdominal e o alongamento. A dança dá charme e graciosidade à silhueta, coisa que a musculação, quando começa a ser abusiva, tira.

Quando a circunferência de braços e joelhos começa a aumentar por excesso de músculos, os jovens mudam a forma de andar, de se deslocar no espaço. Muitas adolescentes buscam, cada vez mais, o abdome de *tanquinho*, o que absolutamente não condiz com a estrutura natural feminina, moldada pelo estrogênio. Este é o hormônio da mulher, que lhe confere feminilidade, arredonda sua forma e faz o torneado da barriga abaixo do umbigo. Mas a moda e sua mídia decretaram que a mulher não pode mais ter sua gordura natural ginecoide, ou seja, localizada no abdome inferior, glúteos e coxas. Para acabarem com essa camada de gordura, muitas mulheres fazem lipoaspiração. Segundo a mídia das academias, a mulher bela deve ter o corpo androide, o que significa a forma do corpo masculino nos braços, barriga e coxas. Os seios volumosos também passaram a ser bastante valorizados a partir de 2000, mas já ouvi dizer que estão voltando à moda os seios menores. Nos anos 1970 muitas mulheres reduziram as mamas. Usavam vestidos tipo *tubinho*, e a moda era ser bem magra com seios pequenos. Interessante observar que as meninas do Norte e Nordeste se submetem a menos intervenções cirúrgicas para redução de gorduras localizadas, lipoaspiração e mamoplastia, se comparadas às do Sul, Sudeste e capitais da região Centro-Oeste. Também fazem menos atividades físicas em academia, mas dançam muito e parecem mais satisfeitas com suas formas originais.

**Por que a expressão *abdome de tanquinho*?**
É a expressão atualmente usada para descrever o abdome definido, com pouca camada de gordura e com os músculos retoabdominais, oblíquos e transversos bem trabalhados pelos exercícios localizados. O desenho ondulado, que ressalta aos nossos olhos, é análogo à parte do tanque onde se esfrega a roupa. Caso a pessoa tenha uma camada de gordura a mais no abdome, estes músculos não exibirão suas definições. Com pouca gordura no abdome e com os músculos definidos nos exercícios, adquire-se o abdome de tanquinho.

**As meninas *bombadas* estão na moda. O que vem a ser exatamente isto?**
São aquelas jovens com baixo percentual de gordura e com massa muscular hipertrofiada, aumentada por excessivos exercícios de musculação. Elas adquirem braços, abdome e pernas musculosas, que mostram os desenhos e os trajetos dos músculos. Entre eles e a pele, há somente uma camada fininha de gordura. Quando exageram, essas meninas adquirem a forma masculinizada. Muitas meninas ou mulheres bombadas tomam testosterona para adquirir músculos mais fortes, semelhantes aos dos homens. O excesso se percebe nas mulheres com os joelhos semelhantes aos de um jogador de futebol. Com isso, elas acabam perdendo as características femininas. É bem diferente do caso das que se exercitam fazendo uma hora de atividade física variada, alternando *spinning*, natação, hidroginástica e circuito funcional. Estas adquirem força

muscular e têm um corpo delgado, mantendo as características femininas de cintura, braços, coxas e quadris. Antes de existirem as academias de ginástica, as meninas iam para as academias de dança, natação ou ginástica variada e, assim, mantinham seu tônus muscular, alongamento e forma física feminina sem hipertrofias musculares.

**Não há casos em que as mães *bombadas* estimulam as filhas a serem meninas *bombadas* também?**
Muitas mães compulsivas na prática de atividade física influenciam a filha para que siga o mesmo caminho que ela (mãe) acha ser saudável. Quando a filha acompanha o ritmo sugerido ou imposto por uma mãe com esta característica, pode se tornar uma atleta ou profissional daquela área com escola feita em casa. No entanto, muitas vezes a filha é gordinha, e a mãe tem um corpo sarado, forte e magro. Esta situação pode criar uma comparação diária entre as duas, começando a haver competição, na maioria das vezes velada, mas que envolve a juventude da filha, de um lado, e o corpo da mãe madura e sarada, de outro, o que pode provocar na filha uma atitude de superação, levando-a a se dedicar com afinco aos exercícios de academia, mas também pode ter o efeito inverso, gerando uma aversão às atividades físicas e até aos bons hábitos alimentares. Para contestar, a adolescente pode se deixar engordar, passar a comer guloseimas no sofá e não sair da internet.

**Em que situação os adolescentes tomam a iniciativa de procurar o nutrólogo?**
Geralmente eles o procuram para mudar alguma coisa no corpo: emagrecer, engordar ou aumentar a massa muscular. Tam-

bém costumam procurá-lo para melhorar a autoestima a partir de cuidados alimentares, uma vez que o hábito alimentar tem tudo a ver com o cuidar-se em todos os aspectos. Cuidar da alimentação significa cuidar da forma corporal e da energia física.

**Em geral, eles chegam sozinhos ou acompanhados pelos pais?**
Na maioria das vezes, vêm acompanhados pelos pais, até por volta dos 17 anos.

**Como os pais devem se comportar quando levam os filhos adolescentes ao consultório do nutrólogo?**
Podem participar da consulta, se assim quiserem, mas o ideal é que fiquem assistindo em silêncio ao diálogo entre o profissional e o adolescente, evitando intervir para não atrapalhar a relação estabelecida entre eles. A cumplicidade tem de ser construída com o paciente. Minhas perguntas e recomendações são feitas a ele, é para ele que dirijo o olhar na maior parte do tempo. Os pais complementam com comentários e, é claro, interagem. Mas minha combinação tem de ser com o adolescente.

CAPÍTULO V
# HÁBITOS E ESTILOS

Na vida contemporânea, a pressão social para que os indivíduos emagreçam é avassaladora. Há homens e mulheres que desejam perder peso a qualquer preço para atender a um padrão estético que não admite pessoas um pouco mais pesadas. Assim, creem garantir a aceitação do outro na sua vida profissional, sexual e afetiva.

Como tudo ocorre aceleradamente, a pessoa, à beira de um ataque de nervos, quer emagrecer no mais curto espaço de tempo possível, considerando até o uso irresponsável, arriscado e perigoso de produtos anfetamínicos.

João Curvo vê "com simpatia", como comenta a seguir, ao analisar a reeducação alimentar, aqueles que reservam um tempo mais longo, uma espécie de ano alimentar sabático, para perder peso, aos poucos e suavemente. Um quilo por mês, por exemplo. É o período para uma (re)arrumação de um modelo de vida que começa pela alimentação, pela boca, e se estende aos outros aspectos do cotidiano. Assim, é até "possível manter o equilíbrio da saúde em um corpo mais cheinho", como Curvo observa.

Os assuntos abordados neste capítulo são os regimes prejudiciais ao físico; os excessos alimentares e alcoólicos; a reformulação do modo de viver e a consequente redução da incidência de distúrbios associados à má nutrição. A mastigação apropriada é outro tema que será apresentado.

E, ocupando um espaço maior entre os temas enfocados, ela que tantas vezes ocupa um indesejável grande espaço em nosso corpo – a *barriga* – símbolo do centro do ser humano na dietoterapia chinesa. A seguir, alguns aspectos da luta que não é necessariamente inglória para combatê-la.

# 1. A PRESSÃO PARA EMAGRECER

Na cultura ocidental, há grande pressão para todos, em especial as mulheres, serem magros. É um paradigma de beleza atual. Como alcançar ou manter esta magreza sem prejudicar a saúde?
As estatísticas mostram que as pessoas dentro de sua faixa ideal de peso apresentam menor incidência de diabetes e de doenças cardiovasculares. Esse é um forte motivo para não desejarmos ser gordos. Por outro lado, para uma boa saúde, não é necessário ser magro no sentido de ser magricela. O importante é estar bem, com o percentual de gordura dentro da faixa considerada ideal em relação à idade e ao sexo. Nas últimas décadas, a mídia elegeu as mulheres muito magras como a imagem do belo no corpo feminino. Este padrão é ocidental e nada tem a ver com o que é considerado beleza pelo africano que reside na África, por exemplo, onde o belo feminino está associado ao corpo com mais gordura, com curvas e glúteos proeminentes.
O conceito de belo vai, assim, sendo modificado pela mídia, que determina os padrões de beleza para cada época. Os automóveis considerados pela mídia como bonitos nos anos 1970 hoje são vistos como feios. Os penteados, as cores das roupas, a moda, tudo muda. Se a magreza é o conceito da beleza atual, penso que mais bonito ainda seria transgredir esta imposição e firmar a própria personalidade. Deve-se evitar ser gordo, mas não é preciso ser magro. O normal seria um padrão intermediário. Quem tem uma genética que propicia

a obesidade não deve fazer sacrifícios enormes para conseguir um corpo magro. É possível manter um equilíbrio da saúde em um corpo "cheinho". O que se deve buscar é a saúde equilibrada: níveis de pressão arterial, taxas de glicose, colesterol, entre outros indicadores bioquímicos dentro dos limites considerados saudáveis. Só não devemos, de forma alguma, deixar a obesidade nos levar.

**Por que nem todas as pessoas que procuram emagrecer têm sucesso na empreitada?**
A maioria das pessoas que desejam emagrecer e se manter magras não atingem seu objetivo por não mudar o hábito arraigado de consumir guloseimas ou quantidades a mais. Fazem regimes durante certo tempo em vez de seguir rotina alimentar saudável no dia a dia. Mas isto ocorre no decorrer da vida em diversas áreas. Apenas cerca de 30% a 40% das pessoas chegam a atingir o êxito profissional, por exemplo, ou sucesso pessoal. Da mesma forma, uma minoria de obesos muda os hábitos de modo definitivo e consegue manter-se com a forma corporal saudável para o restante da vida.

**E por que tantos não conseguem seu objetivo; no caso, emagrecer?**
De um modo geral, as pessoas ficam pulando de médico em médico, mudam de dieta, alteram medicamentos e atribuem a eles seu insucesso. Na maioria das vezes, o que falta realmente é mudar o estilo de vida. Se não mudá-lo, a pessoa se identifica com um médico, com uma dieta ou com uma linha de pensamento durante alguns meses, segue as orientações propostas, obtém resultado, mas dali a pouco volta a engordar, porque

verdadeiramente não mudou seus hábitos. Não mudou a raiz da situação. Engorda tudo novamente usando as mais variadas desculpas, às vezes alegando motivos externos e tolos. É porque o filho foi reprovado na escola ou por causa de uma reforma no banheiro. Já ouvi alguém dizer: "A água da infiltração no meu apartamento vazou e tive que quebrar toda a cozinha... como podia fazer dieta com tanto estresse?" Ela estava muito brava quando falou sobre o vazamento e, com grande autoridade, quis me mostrar que não tinha outra opção senão comer, errado e a mais. São desculpas em que a pessoa acredita firmemente. Logo, se a pessoa não mudar sua raiz, sua essência, a cada frustração que surja em sua vida, ela voltará aos hábitos arraigados. Muitas vezes, se vitimizando.

**Semelhante ao que ocorre com quem bebe?**
Sim, é o que ocorre também com quem gosta de beber e exagera na quantidade. E com o tabagista que espera a vida sossegar para parar de fumar. Ou com o viciado em tranquilizantes. A cada situação de estresse não resolvida, a pessoa busca o que proporciona compensação imediata e oferece rapidamente prazer e relaxamento.

**Mas e o caso de quem não quer abrir mão de seus hábitos e mesmo assim deseja emagrecer? Estas pessoas têm sucesso?**
Pode até ser que tenham sucesso, sim. Muitas vezes, poderão consumir os mesmos alimentos, desde que diminuam a ingestão calórica e as porções que comem habitualmente. Mas se a pessoa não come verduras, legumes nem frutas, acaba se impondo restrições tanto na quantidade como na qualidade, aumentando as chances de seu insucesso. Quando alguém quer

emagrecer de forma mágica, costumo lhe dizer que veio ao médico errado. Trabalho com estilo de vida e hábitos alimentares. Não prescrevo nenhum similar das anfetaminas. No entanto, na medicina ortomolecular e na fitoterapia existem formas de diminuir a ansiedade e de reduzir a vontade de consumir hidratos de carbono e doces sem prejuízo da saúde física e emocional.

**Uma vontade sincera de reformular hábitos de vida é, então, fundamental para o sucesso de uma dieta?**
A pessoa tem de desejar realmente reformular a si mesma e precisa aprender a conviver com pequenas frustrações como a de não repetir o prato e evitar guloseimas nos intervalos entre as refeições. Não existe uma química natural mágica, com poder semelhante ao das anfetaminas, que tire a fome sem causar algum dano no sistema nervoso e nas emoções. Quando alguém para de tomar um tipo de medicamento de característica anfetamínica, volta a exagerar na comida. Durante o tempo em que as drogas contidas nos remédios atuam no sistema nervoso, as pessoas se tornam mais tensas, a vida sexual se desorganiza – no homem especialmente –, algumas chegam a ficar insuportáveis, mas emagrecem. Como não querem continuar vivendo nesse padrão emocional interrompem o uso do medicamento, aumentam de peso outra vez e acabam não chegando a lugar algum.

**Qual seria, então, a receita ideal para quem deseja emagrecer?**
Acho muito positiva a serenidade de uma pessoa que precisa emagrecer, por exemplo, 12 quilos, e tira um ano inteiro para chegar ao peso ideal. Diminuir um quilo por mês é muito bom.

Não percebemos isso, talvez porque, em geral, somos muito impacientes, imediatistas. Se por acaso a impressora do computador leva alguns segundos para começar a trabalhar, dizemos logo que ela não presta, que está com defeito... No processo de emagrecimento, queremos o resultado de 10 quilos a menos em dois, três meses. Pode acontecer de esse período não ser suficiente para a pessoa mudar a raiz dos seus hábitos; precisa de mais tempo. Por outro lado, pode-se até emagrecer 10 ou 12 quilos em três meses, dependendo do peso inicial e da severidade da dieta. Mas é necessário continuar sob uma orientação por mais tempo até que novos hábitos sejam realmente incorporados na rotina alimentar e física.

## 2. DIETAS, REGIMES E O CAMINHO DO MEIO

**O que é considerada uma dieta severa?**
Dieta severa é aquela de menos de 800 calorias diárias, e só deve ser feita sob condições especiais, como, por exemplo, em uma clínica ou SPA ou então acompanhada de perto por um nutrólogo. Leva ao emagrecimento rápido, mas mantê-la ao longo de várias semanas não é aconselhável. A ingestão de calorias a menos em relação ao que se gasta implica um consumo das reservas de gordura, podendo então haver também consumo da massa muscular, o que seria indesejável. Logo, uma dieta severa e prolongada pode tornar-se prejudicial ao corpo, pois leva ao consumo de massa muscular, provocando diminuição da força, aumento da flacidez e enfraquecimento geral.

**Qual a quantidade de calorias que o homem e a mulher precisam durante o dia?**
Em geral, para viver e fazer atividades diárias, o homem não sedentário gasta em torno de 2.200 calorias ao dia, e a mulher, não sedentária, cerca 1.800 calorias. Quando digo não sedentário, refiro-me a pessoas que se deslocam a pé, por exemplo, para ir ao comércio ou trabalho, sobem escadas, andam mesmo que pequenos trechos ou dedicam cerca de 20 minutos diariamente a alguma atividade física. A pessoa sedentária, que permanece parada o dia todo, num sofá vendo televisão ou na internet, tem o metabolismo mais lento e gasta menos calorias. Para emagrecer só com dieta, sem atividade física, é preciso ser restritivo demais quanto às calorias, devendo-se seguir uma dieta

espartana. Daí a importância da atividade física no processo de emagrecimento. Fazendo alguma atividade, pode-se comer mais e emagrecer de forma mais saudável, com músculos mais fortes e definidos.

**Existe uma base de dieta padrão para não engordar além do famoso *fechar a boca*?**
Para não engordar ou manter um peso considerado ideal, convém seguir a dieta do bom senso: aquela que, no fundo, todo mundo conhece e nem sempre segue. As pessoas, de um modo geral, são bem informadas sobre o que engorda e o que devem fazer para se manter em forma. A regra básica é esta: pode-se comer de tudo, mas não em quantidade excessiva. Assim, ninguém fica sem beber chope com os amigos, sem comer massa, farofa, churrasco, feijoada ou bolo e doces, desde que estes alimentos não sejam consumidos no dia a dia. Não se trata de fechar a boca, mas sim de selecionar a quantidade e o que entra na boca. Uma coisa, no entanto, não se deve fazer nunca: comer exageradamente, ou seja, *encher a barriga*. Em resumo: se comer um pouco a mais em uma refeição, coma menos na próxima. Mas não deixe de comer nos intervalos. Priorize almoços e jantares leves. Não repita o prato.

**Há regimes prejudiciais à saúde?**
Os que são por demais restritivos. Penso que restrição severa é só para quem está com uma doença aguda, como hepatite, nefrite ou algo assim, senão, o que tem de ser feito é o caminho do meio, ou seja, comer bem na maior parte do tempo e permitir suas escapadelas. Existem dias especiais em que cai bem um vinho, um chope ou um cardápio diferente. Por isso,

costumo prescrever duas refeições "livres" em minhas dietas. Sempre digo que trabalhamos para ter férias e fazemos dieta para também podermos sair da dieta. São prejudiciais aqueles regimes que restringem por um longo tempo os carboidratos ou as proteínas.

### O que acha da dieta de proteínas?

É uma boa tática para quem quer emagrecer de forma rápida, como um estímulo, mas não é saudável para se manter ao longo da vida. É uma dieta à base de carnes, ovos, queijos e alguns vegetais, com pouquíssimos carboidratos. Nada de arroz, trigo ou frutas.

O modelo de dieta hiperproteica emagrece rápido, mas, por causa da falta de carboidratos, traz fadiga muscular e, com o passar dos meses, pode sobrecarregar rins e fígado. A regra básica de uma dieta com baixo teor de carboidratos, *low carb*, é limitar os carboidratos a cerca de 40 gramas por dia. O papel dos carboidratos, assim que quebrados em nosso organismo, é nos fornecer glicose e energia. Reduzindo o carboidrato da alimentação, restará ao organismo, para continuar sobrevivendo, queimar as reservas de gordura do corpo. E é nos locais onde elas se acumulam mais que o emagrecimento tende a acontecer com maior rapidez e facilidade. No entanto, as dietas que suprimem carboidratos por longo tempo são prejudiciais à saúde. Para emagrecer é essencial diminuir os carboidratos, mas suprimi-los totalmente pode levar ao consumo de massa muscular. Por causa da falta de carboidratos ocorrem fadiga mental, insônia e mais cansaço nas atividades físicas. Outros efeitos adversos: prisão de ventre, elevação do colesterol e do ácido úrico, mau hálito. É difícil seguir esta dieta por muito tempo e, em função disso, observa-se com frequência o efeito *sanfona* ou *ioiô* naqueles que a adotam. Assim que param, voltam a engordar. Ela é contraindicada a quem tem insuficiência renal ou hepática, porque nesses casos a ingestão de proteínas que, mesmo magras, têm gorduras sobrecarrega os rins e o fígado.

### E a dieta das frutas que foi moda na década de 1980?
Penso que dietas restritivas não duram muito tempo. O ideal realmente é fazer uma reeducação alimentar. No caso de uma dieta à base de frutas, ela pode ser indicada, por um ou dois dias, para fins de desintoxicação, mas não para o emagrecimento. Esta dieta de frutas que fez tanto sucesso no mundo nos anos 1980 pregava o oposto da dieta das proteínas. Nela só se comiam frutas, com destaque para o abacaxi, nos primeiros dez dias. Depois, aos poucos, outros alimentos eram acrescentados. Há um alto índice de desistência entre os que a seguem, sobretudo na primeira fase, uma vez que o consumo exclusivo de frutas por um período tão longo causa diversas reações no organismo, como indisposição, dor de cabeça, tonturas e até desmaios. É claro que ninguém mantém, por muito tempo, uma dieta assim, tão exclusivista. No entanto, todas as monodietas, aquelas de um alimento apenas, também podem emagrecer seus seguidores.

### E só comer arroz emagrece? Naturalistas e hippies dos anos 1970 que aderiram a esse hábito ficaram magros e até esquálidos.
Nos anos 1970, seguindo a linha macrobiótica, surgiu dentro do movimento naturalista a indicação de se comer unicamen-

te arroz integral durante dez dias. O objetivo era fazer uma *limpeza orgânica*. As pessoas que persistiram nessa dieta, porém, ficaram pálidas, flácidas e com a saúde mais frágil. Além de provocar a perda de massa muscular, comer apenas arroz acaba gerando anemia. Na verdade, as monodietas, ou seja, a ingestão de basicamente só um tipo de alimento, enfraquecem o corpo, pois nenhum alimento contém tudo de que precisamos para ter uma vida com corpo saudável. Para sobreviver, em situações emergenciais, podemos até comer um só tipo de alimento, mas, como eu disse, isso vale apenas para garantir a sobrevivência e não para manter o viço, a energia, a força e a saúde. Já vi até pessoas fazerem dieta só de batata assada e cozida por três dias e deu certo em relação à perda de peso. Apenas arroz, ou apenas batatas, ou apenas frutas, ou apenas proteínas emagrecem. Mas estas dietas não se mantêm por muito tempo e assim que seus seguidores as interrompem voltam ao padrão inicial. Os resultados são fugazes.

### Qual é o benefício da chamada *food raw* – a cozinha viva?

A cozinha viva é a culinária mais nutritiva que temos. Os alimentos crus mantêm todos os seus nutrientes, já que, com o aquecimento, sempre se perdem alguns deles. Por isso, devemos comer, diariamente, hortaliças cruas, brotos germinados, frutas e sucos frescos. Eles têm propriedades antioxidantes e são indicados para nutrir e prevenir doenças degenerativas. Os chamados sucos vivos, por exemplo, têm elementos que teoricamente ajudam a retardar o envelhecimento. Mas, a meu ver, não é necessário comer exclusivamente alimentos crus, como pregam alguns seguidores radicais deste modelo alimentar. A passagem do alimento pelo fogo diminui a concentração de vitaminas e fibras, mas, por outro lado, o aquecimento facilita a digestão e previne a contaminação dos alimentos por vermes e bactérias. O caminho do meio, que conjuga os alimentos crus com os aquecidos, continua sendo, em minha opinião, o melhor.

### Os pães da linha light engordam?
O conceito de light em um produto comestível significa que ele tem pelo menos 25% a menos de calorias do que o mesmo produto não light. O pão light contém, portanto, menos 25% de calorias que o pão convencional. No entanto, se ingerirmos muitas porções de um alimento light, e se somamos várias porções e ingestões de calorias reduzidas, ao fim do dia podemos ter somado muitas calorias a mais. Muito pão, mesmo que light, sempre engorda. Vejo muitas pessoas engordarem apenas com produtos light e diet por consumi-los em excesso.

### Devemos preferir o pão integral ao francês, baguete ou outros convencionais?
O pão integral é mais saudável, tem mais fibras e, às vezes, grãos. Possui um índice glicêmico menor do que o do pão francês, ou seja, transforma-se mais lentamente em açúcar. Além de nutritivo, o pão integral é absorvido mais lentamente e, com isso, gera mais saciedade. Devemos preferir o integral.

### Por que o glúten faz mal?
O glúten só faz mal a quem tem hipersensibilidade ou intolerância a esta proteína e àqueles que comem trigo em excesso. O pão faz parte da vida humana há milhares de anos. Por que então essa preocupação recente com o consumo de trigo?

Vale lembrar que, embora o trigo tenha sofrido alterações nas características de seu DNA, como todos os alimentos ao longo de milênios, o que mudou mesmo foi a nossa relação com ele. Pela praticidade, comemos muito mais trigo hoje do que antigamente. Assim, é claro, pagamos um preço por esse excesso. Em minha opinião, podemos comer pão com glúten (salvo em casos de intolerância, hipersensibilidade, alergia) e podemos incluir os sem glúten como mais uma opção. Os pães e as torradas sem glúten são bem-vindos e os indico para as pessoas que apresentam o abdome mais globoso, devido a gases e fermentações. Reduzir o glúten faz bem.

**Por que tantas pessoas têm sensibilidade a essa proteína?**
Acredito que pelo seu consumo excessivo no dia a dia.

**Existe alguma relação comprovada entre glúten, ansiedade e depressão?**
Existe correlação entre paciente celíaco, ansiedade e depressão. O paciente com intolerância ao glúten e que continua ingerindo alimentos que o contêm apresenta os sintomas característicos de má absorção intestinal, como diarreias e cólicas, e também sofre prejuízos físicos, como mal-estar e fraqueza. Muitas vezes, sente-se constrangido com as dores abdominais e súbitas diarreias. Esta situação acaba por acarretar desequilíbrios emocionais, como ansiedade, inconformismo e mesmo baixa autoestima, que vão persistir até que ele aprenda a lidar com sua limitação alimentar. O paciente celíaco precisa modificar seu estilo alimentar para uma dieta sem glúten. Suprimindo-o, acabam as manifestações gastrointestinais, e sua disposição melhora, assim como sua energia e autoestima. En-

tão, a meu ver, depois de contornada a dificuldade desta restrição, suas chances de ser ansioso ou deprimido passam a ser iguais às de todos.

**O excesso de carboidratos pode gerar outras doenças degenerativas, como Alzheimer?**
O excesso de glicose no sangue, decorrente da ingestão demasiada de açúcar, doces, pães, biscoitos, massas, carboidratos, eleva os níveis cerebrais de uma substância chamada beta-amiloide, que induz ao Alzheimer aqueles que têm esta predisposição. Mas essa predisposição deve estar impressa no DNA da pessoa. Já saíram matérias na mídia sugerindo a relação entre o açúcar e o Alzheimer. O fato é que a glicose elevada no sangue, ao longo de anos, acelera as degenerações em todos os órgãos.

**Carboidratos, como pães e biscoitos, viram açúcar. Existe relação entre o aumento do açúcar no sangue e os problemas neurológicos?**
Sim, em especial quando falamos do paciente diabético. O excesso de açúcar no sangue, ao longo de décadas, pode causar neuropatia periférica, uma condição neurológica caracterizada por sintomas que incluem dormência nos pés, mãos, ponta dos dedos e extremidades do corpo.

**No fim das contas, nós gostamos de glúten, de carboidrato, de pães. Existe alguma explicação científica para o prazer que esse grupo alimentar proporciona?**
Em geral, as pessoas que não apresentam intolerância ao glúten podem comê-lo, não há por que suprimi-lo. Os carboi-

dratos transformam-se em açúcar, que aumenta a produção de serotonina, que nos dá uma sensação de satisfação e prazer. O açúcar acalma; biscoitos, pães e massas também. Percebemos isso intuitivamente e podemos nos viciar neste mecanismo de ação e reação, ou seja, podemos sem querer usar este recurso de comer mais carboidratos para nos acalmar. Na verdade, não é do glúten que gostamos; o que o corpo pede, sobretudo quando ansioso, é o trigo. Por isso se diz que ansiedade engorda. Nesses casos, o problema é quando são consumidos em excesso. Pão de manhã, sanduíche no almoço, macarrão no jantar e biscoitos nos intervalos acabarão por promover um tipo de *lama* que se forma ao longo da parede dos intestinos. O glúten é colante, adere na mucosa como *cola*, o que dificulta as trocas de nutrientes e a absorção de alimentos. Ao longo do tempo, pode levar a inflamações na mucosa intestinal, ocasionando colite, gases, mal-estar, enjoos e até manifestações alérgicas na pele. Logo, é melhor não comer muito trigo.

### Ansiedade engorda mesmo?
A ansiedade aumenta a vontade de comer carboidratos. Na verdade, o que engorda é comer e não simplesmente ficar ansioso. Prisioneiros com pouca comida ficam ansiosos; mas, se a eles não são dados carboidratos, emagrecem. Logo, a ansiedade por si só não engorda. Facilita o processo porque demanda alguma ação. Geralmente, a ação mais imediata tem a ver com a oralidade: comer.

**De quanto em quanto tempo devemos nos alimentar para não engordar?**
Comer a cada duas ou três horas é uma forma de não sentir fome durante uma dieta de emagrecimento. Após quatro ou seis horas de jejum, o glicogênio, a reserva de glicose que armazenamos no fígado e nos músculos, é requisitado para a liberação da glicose. É quando começamos a sentir fome.

**Quantas calorias, em média, podem ser consumidas com segurança durante um regime rápido de emagrecimento?**
Para o emagrecimento rápido de uma pessoa que não é atleta, uma dieta de 1.200 calorias por dia traz bons resultados em curto prazo.

**E como saber quais são as dietas boas e saudáveis para emagrecer com tantas modas na praça? Dieta da lua, dieta astrológica, sanguínea, de líquidos etc.**
O ideal é seguir uma dieta orientada por um profissional da nutrição, que considere o estilo de vida, as preferências alimentares e as necessidades nutricionais do paciente. A meu ver, a melhor dieta é aquela balanceada, com carboidratos, proteínas e gorduras saudáveis, no estilo mediterrâneo. Acredito que visar resultados imediatos e seguir dietas da moda leva ao insucesso.

**Durante o tratamento, ou mesmo fora dele, é conveniente a pessoa se pesar na balança do banheiro todos os dias?**
Acho conveniente se pesar toda semana ou até todos os dias para aferir o peso e relacionar a rotina alimentar e física da semana que passou ou do dia anterior com o dado numérico for-

necido pela balança. Ela deve ser vista como aliada no processo de percepção corporal. Se para alguns esta pesagem pode parecer neurotizante, certamente é porque não querem constatar o que tanto temem. Mas, se a gente não encarar o fantasma que nos aflige, muito pouco podemos fazer contra ele. A pesagem ideal deve ser feita pela manhã, em jejum e sem roupa.

Ao final do dia é comum pesarmos 800 a 1.200 gramas a mais. Pesando-nos regularmente podemos reagir logo, quando, por exemplo, a balança registra aumento de um a dois quilos. É bem mais fácil diminuir o peso ganho dias atrás do que aquele já estabelecido em um patamar superior ao programado. A balança dá o número exato do peso corporal e faz a pessoa refletir sobre o resultado. Em minha opinião, é uma grande aliada.

### E pesar-se após as refeições?
Hoje em dia, com os restaurantes a quilo, podemos ter uma ideia mais precisa sobre o peso em gramas que ganhamos após uma refeição. É comum ver pessoas fazendo pratos com mais de 500 gramas e bebendo 300ml (um copo duplo) de alguma bebida. Se elas ingerem um quilo, entre comida e bebida, em uma única refeição, é claro que vão pesar um quilo a mais ao levantar da mesa. Por isso, o peso mais real é o da manhã, em jejum, sem roupa, após o funcionamento dos intestinos.

### Qual é o modo mais apropriado de mastigar os alimentos?
A digestão começa na boca, com a mastigação. Triturar bem os alimentos com os dentes e amaciá-los com a saliva é o primeiro passo para a boa digestão. Quando não fazemos isso, prejudicamos o processo digestivo, diminuímos o aproveitamento

dos nutrientes e criamos mais gases: estufamos o abdome, e ele ganha um volume maior.

**Por que comer rapidamente é prejudicial à digestão?**
Devemos evitar pretextos ou desculpas para comer rapidamente. O ato de comer rápido, geralmente, está ligado ao fato de a pessoa só comer quando está com muita fome. Por exemplo: quem fica horas sem ingerir nada, quando vai fazer uma refeição, come de forma voraz e muito rápida. Pode ser também uma questão de hábito, um vício em pessoas que vivem afobadas, às vezes sem nem perceber. Já que podemos mudar nossos hábitos, sugiro àqueles que comem rápido porque esperaram estar famintos para almoçar ou jantar que façam um pequeno lanche umas duas horas antes da refeição. Não devemos esperar ter fome para comer. O ideal é tomar o café da manhã por volta das sete horas, um lanche por volta das dez, almoço às 13 horas, um suco ou pequeno lanche às cinco da tarde de modo a poder jantar, sem fome, por volta das 20 horas. Como nunca devemos comer muito nessa refeição, quem dorme depois das 23 horas acaba tendo vontade de comer a essa hora. E, como vontade de comer não é propriamente fome, então vai bem um iogurte, uma fruta, um suco, uma barra de cereal ou alguma opção leve antes de ir para a cama.

**Para emagrecer, qual é o *caminho do meio*?**
O caminho do meio é manter uma dieta balanceada, não muito restritiva, mas para a vida toda. É quando de tudo se come um pouco e de nada se come muito. Durante o processo de emagrecimento, o melhor é quando a pessoa possui a serenidade de emagrecer de um a quatro quilos por mês, depen-

dendo do peso em que inicia a dieta. Quem precisa emagrecer 10 quilos, por exemplo, para emagrecer um quilo por mês, terá de suprimir apenas algumas coisas no seu dia a dia. É fácil emagrecer um quilo por mês. Já para os imediatistas é mais difícil manter um programa de longo prazo, pois a continuidade implicará mudanças de hábitos rumo a uma reeducação. Imediatistas, muitas vezes, não mudam seus hábitos. Por isso, emagrecem várias vezes e engordam em seguida. A maioria dos que estão acima do peso prefere perder 10 quilos rapidamente em vez de dedicar quase um ano a isso. Quem emagrece mais lentamente continua interagindo socialmente: sai com os amigos, toma sua bebida, come petiscos, mas certamente em menores quantidades, pois quem come de forma moderada no dia a dia passa a se sentir desconfortável quando se excede na comida. Nos dias comuns, é só priorizar os grelhados, os vegetais, determinadas frutas e limitar o consumo de carboidratos (pães, biscoitos, arroz, batatas). Assim, pouco a pouco vemos reduzir o peso e as medidas corporais.

**É assim que se vão administrando os excessos?**
Sim, porque os excessos passam a pesar no estômago, começam a não dar o mesmo prazer de antes. Uma norma básica é procurar não se exceder. Nunca se empanturrar e nunca se embebedar. Outra conduta básica a ser adotada é não comer um segundo prato: o ideal é nos sentirmos satisfeitos com o primeiro. Muitas vezes, nas palestras ou entrevistas, quando me perguntam o que fazer para emagrecer, respondo: coma menos. Parece uma resposta ridícula, mas é isto mesmo. Diminua as porções. Diminua as quantidades.

**Qual é a causa do grande prazer que sentimos ao comer bastante?**
O que dá prazer, comendo a tal quantidade a mais, é sentir a dilatação do estômago. Com o excesso, especialmente de carboidratos, aumentamos a produção de serotonina, o hormônio do prazer. A dilatação do estômago em virtude de uma quantidade maior de alimentos também movimenta o mecanismo de desviar boa parte da circulação cerebral para a região digestiva, o que proporciona certo torpor.

Em alguns filmes, vemos frades cochilando, diante da mesa, depois de comer muito. Cochilam com um sorriso de satisfação nos lábios porque boa parte da sua circulação cerebral foi desviada para o abdome. Daí vem a expressão *comi como um frade*. A pessoa, ao comer um grande prato, desvia sua atenção daquilo que a aflige e se utiliza dessa espécie de calmante momentâneo. É a sensação de se sentir meio sem foco. Se alguém tem uma reunião depois de *comer como um frade*, a reunião ficará comprometida. Se for assistir a uma aula, em uma sala silenciosa, certamente vai cochilar. Por isso, as pessoas procuram comer pouco ou não comer nada antes de situações em que serão muito exigidas mentalmente. Não é possível, por exemplo, comer uma feijoada e depois trabalhar duro, produzir, proferir uma palestra...

**O que nos avisa internamente que devemos parar de comer?**
O bom senso e o bem-estar. Evidências demonstram que a saciedade após uma refeição é atribuída predominantemente à ação do hormônio colecistocinina (CCK), que é liberado pelo trato gastrointestinal em resposta à presença de gordura e proteína na dieta. Juntamente com a distensão abdominal,

a CCK é a maior responsável por inibir a ingestão alimentar em curto prazo. Parece que a ação da CCK é potencializada pela distensão do estômago e intestino delgado.

### É fundamental a regra de não repetir o prato?
É. Por isso sugiro fazer um prato no qual tenha de tudo um pouco. Não um prato fundo, é claro. E vamos evitar uma milanesa, por exemplo, que funciona como um mata-borrão chupando toda a gordura em que é feita. Ou um prato com creme de leite: sua gordura é ruim e contribui para o entupimento dos vasos.

### Por isso, os pratos com creme de leite estão em baixa...
Sem dúvida. Nos anos 1970 comia-se muito estrogonofe com batata palha e arroz à piamontese. Hoje, os produtos light ajudaram bastante a diminuir a ingestão desse enorme teor de gordura. Atualmente, nos restaurantes mais sofisticados, a batata frita também está sendo deletada. Ela foi rebaixada a acompanhar, com mais frequência, os sanduíches dos fast-food. Mas nem por isso a população está emagrecendo – ao contrário, está engordando!

### Mas, hoje, praticamente todos querem emagrecer.
A palavra de ordem mais ouvida hoje é gastar calorias, malhar – pelo menos, nos principais centros, nas grandes cidades onde se proliferam as academias de ginástica. Mas observo que há muita gente fazendo academia e malhando para poder comer mais. Comem muito hoje e pensam: "Amanhã faço mais esteira." Usam uma compulsão como antídoto de outra. Gastam mais calorias, mas as consomem também em excesso. É preci-

so haver a combinação certa, que é comer de modo saudável e praticar uma atividade física de forma regular, sem se exaurir. O fato é que a população está engordando, embora todos queiram emagrecer.

**Qual a diferença entre regime e dieta?**
Quando falamos de dieta, estamos nos referindo a um todo alimentar. Àquilo que a pessoa come ao longo do dia. Dieta não é necessariamente para emagrecer. Pode ser uma dieta de engorda, uma dieta para ajudar a não aumentar a glicose, uma dieta para hipertensos. Em geral, se fala em regime no caso de uma dieta de emagrecimento que não é, por definição, uma dieta de equilíbrio; é uma dieta provisória. Quando uma pessoa fala da sua dieta, está se referindo a seus hábitos alimentares. Um regime pode durar apenas dois dias e, geralmente, é para emagrecer. "Estou de regime", costuma-se dizer.

**Uma dieta se faz a longo prazo; um regime, a curto prazo?**
Sim. Uma dieta pode ser para a vida inteira. Já um regime é para alguns dias ou poucas semanas. Devemos seguir uma dieta apropriada, de longo prazo para a vida toda; e não um regime rápido que suprime diversos alimentos. Quando alguém diz que sua dieta não inclui isso ou aquilo, está querendo dizer que tais alimentos não são recomendados para sua saúde e, por isso, não são consumidos. É a conduta mais sensata.

## 3. A MALDIÇÃO DA BARRIGA

**Parece que muitas pessoas procuram o nutrólogo para acabar com a maldição da barriga. É fato?**
Hoje, já vemos até crianças barrigudas. A barriga, nas crianças e nos adultos, pode ter como causa uma má postura e não ser, obrigatoriamente, provocada por gordura. Pode ser causada por uma lordose ou pelo encurtamento de toda a musculatura posterior, das costas. Esse encurtamento, lá atrás, projeta a barriga para frente, como a ação de um elástico. Esticando o pescoço, ajeitando a postura, a barriga diminui. Desse modo, um trabalho conduzido pelo fisioterapeuta pode resolver o problema.

**Há outro motivo que pode provocar barriga?**
A barriga também é provocada pelos gases e muitas fermentações – estes gases aumentam o volume do abdome. Pode ser também ocasionada pela mastigação rápida demais, pelo hábito de comer engolindo ou por problemas intestinais. Algumas combinações alimentares geram mais gases, como, por exemplo, o arroz com feijão, farofa e bife. É uma combinação que classificamos como *pesada*. Oferece uma sensação de saciedade que dura cerca de cinco horas e nos dá a garantia de não ter fome durante esse tempo, porque a digestão fica ali estagnada, parada. No entanto, o mais comum mesmo é que a barriga aumente por causa do excesso de gordura abdominal devido ao sobrepeso ou à obesidade. Esta gordura é a mais perigosa. Envolve intestinos, fígado e coração.

**Há diferença entre a barriga da mulher e a do homem?**
Há quem seja barrigudo por causa do acúmulo de gordura na região suprailíaca, nas laterais, em cima do osso ilíaco, o que ocorre principalmente nas mulheres. Os homens acumulam mais gordura em torno do umbigo. As características dos estrogênios e dos androgênios fazem a distribuição dos depósitos de gordura de modo diferente na mulher e no homem. Nele, a gordura costuma se depositar no peito, e sua barriga tem o formato da maçã; sua gordura (androide) é acumulada no abdome superior. Às vezes, suas pernas e braços são finos e o tronco é bem avantajado. Há os que assumem a forma de uma espécie de pinguim: vão engordando, o pescoço diminui e cria-se o chamado *peito de pombo*. Já a mulher engorda nos glúteos, coxas, baixo abdome e suprailíaco. Sua gordura é ginecoide, em forma de pera. É isso que ocorre com a maioria. No entanto, há homens com a gordura de distribuição ginecoide (feminina) e mulheres com forma corporal androide (masculina).

**Do ponto de vista estritamente da saúde, qual é o sinal de alerta que o organismo emite para as pessoas barrigudas?**
Por meio de dados estatísticos, sabe-se que as gorduras depositadas no abdome estão relacionadas com esteatose hepática, diabetes, resistência a insulina, hipertensão e doenças do coração. A gordura acumulada no abdome não incomoda apenas externamente. Ela está também se infiltrando nos órgãos, como fígado, intestinos, coração e vai gerando uma lenta inflamação ao longo dos vasos sanguíneos. De repente, a gordura pode formar pequenos trombos e uma reação inflamatória. (Lembramos que a aterosclerose é uma inflamação lenta que

não dói.) Se um desses trombos se descola, cai na corrente sanguínea e entope um segmento importante, pode provocar um derrame ou um infarto.

**O que fazer para evitar esta situação-limite?**
Cuidar dessas gorduras desde a infância. Nenhuma criança deve ser barriguda ou ter gordura no peito. No passado, meninos e meninas eram magros e tinham braços finos – porque esta é uma fase de crescimento. Muitas vezes, eram magros, beirando a desnutrição, e barrigudos, por causa de vermes. Mas o biótipo infantil foi mudando por conta de uma alimentação com excesso de trigo, muita farinha, repleta de biscoitos, associada ao fato de as crianças permanecerem, durante horas, sentadas diante da TV ou do computador sem fazer atividades físicas, como dissemos anteriormente. Observa-se hoje que os brasileiros estão ficando, além de gordos, barrigudos.

**Por que, também na medicina chinesa, é tão importante cuidar da barriga?**
Segundo a medicina chinesa, a barriga, ou abdome, é nosso centro. Quando a deixamos crescer, não estamos nos cuidando de modo adequado, estamos desatentos com nosso próprio corpo. A barriga é nosso centro e está ligada à concentração. No caso de dispersarmos sua forma, estamos também dispersando os cuidados conosco: estamos sendo pessoas dispersas. A barriga pode dizer como a pessoa está administrando sua vida.

**O que mais pode ocasionar a barriga grande?**
Ansiedade. Resolvemos muito da nossa ansiedade pela oralidade. Quando ansiosas, muitas pessoas começam a fumar, bebem e comem em demasia. A comida é o costume mais incentivado porque é o mais permitido. As crianças, por exemplo, costumam resolver sua ansiedade comendo muito biscoito. Logo, quem tem abdome grande não o tem por consumir muita carne; é porque come muita farinha, muito carboidrato.

**As gorduras saturadas podem provocar barriga?**
Elas estão no mesmo pacote. Biscoitos recheados têm gordura saturada, às vezes hidrogenada. Estão cheios de corantes e de gorduras trans. No passado, as pesquisas da indústria da alimentação buscavam encontrar substitutos para a manteiga e criar uma gordura com consistência cremosa a partir de óleos vegetais mais saudáveis, como o de girassol e de soja. Foram criadas as gorduras hidrogenadas – as margarinas. Com o passar do tempo, verificou-se que as gorduras hidrogenadas também podiam entupir os vasos sanguíneos, pois eram gorduras saturadas. Sua matéria-prima é formada por óleos benéficos, mas, como o processamento ocorre em laboratório, elas se transformam em gorduras ruins que podem ocasionar problemas vasculares. Mais um detalhe: quase nunca ingerimos a gordura sozinha. Quase sempre, ela vem junto com um carboidrato.

**Quais são os outros malefícios das gorduras saturadas?**
As gorduras saturadas elevam o colesterol. As maiores fontes de gorduras saturadas são manteiga, carne, pele de aves, em-

butidos, biscoitos e gorduras trans. As gorduras boas são as poli-insaturadas presentes em peixes, nozes, castanhas, amêndoas, pistaches. As gorduras monoinsaturas, encontradas no azeite e nas azeitonas, ajudam a baixar o colesterol total e a proteger o coração. Estas *gorduras boas* aumentam a elasticidade das artérias e colaboram para que a pressão sanguínea não aumente. Elas também diminuem a coagulação sanguínea e, deste modo, *afinam* o sangue, evitando a formação de trombos e tromboses.

### Qual é o perigo da gordura trans?
Embora hoje existam muitos produtos sem gordura trans, que é a que mais aumenta o colesterol, é difícil evitá-la. Na prática, ela proporciona uma cor mais viva ao alimento e lhe acentua o paladar, arredondando a massa alimentar na boca. Quando é combinada com uma farinha, proporciona imenso prazer e seduz o paladar. É ela que dá uma textura mais cremosa aos biscoitos, por exemplo. No entanto, não se deixe iludir: os aparentemente inocentes crackers e as douradas batatas fritas podem ser muito atraentes, mas são um perigo que quase todo mundo come.

### Como proceder no caso de uma criança pequena já apresentar barriga grande?
Em primeiro lugar, leve-a ao pediatra. Depois consulte o nutrólogo ou nutricionista, que poderá assistir toda a família. Fazer uma consulta familiar é positivo. Acho muito produtivo educar o grupo familiar como um todo.

**Então essa criança se transforma em um adolescente com um abdome maior. O problema é ainda mais grave?**
Para a menina é um problema que atinge logo sua autoestima. Ela vai vestir um biquíni, ele não fica bom; usar maiô, nem pensar. Uma roupinha com barriga de fora e olha lá o problema novamente. O que acontece? A menina começa a se esconder no quarto, começa a se isolar, gruda na internet e vai criando seu mundo à parte. Diz que não gosta de praia, não gosta de piscina. Não gosta porque não se sente bem nesses locais, com a barriga à mostra. Tem de ser ajudada. Muitos conflitos a cercam.

**E quanto ao garotão?**
No menino, a barriga grande acaba motivando brincadeiras cruéis na escola. Na hora de jogar bola, correr e trocar de roupa, nadar na piscina, os outros riem dele. As dificuldades podem ser as mesmas enfrentadas pelo adulto barrigudo que sofre com as brincadeiras que ferem. A diferença é que o adulto cria suas formas de defesa. Muitas vezes, o jovem ri dele mesmo na frente dos outros, mas, quando está só, a vontade é de chorar. Os pais devem estar atentos a isso e oferecer ajuda.

**Do ponto de vista sexual, a obesidade nas crianças e nos adultos barrigudos é prejudicial?**
Na criança, a obesidade pode retardar o surgimento de caracteres sexuais secundários. No homem adulto, é comum haver diminuição do testículo e dos hormônios sexuais, e na mulher, queda da fertilidade. Devido ao acúmulo de gordura na região do púbis e das coxas, o pênis se retrai, ficando aparentemente menor. O abdome expandido e a obesidade podem prejudicar a

área genital, de exposição, e a área sexual, de reprodução. Nas mulheres, a pressão do abdome sobre a bexiga torna mais difícil o controle do esfíncter da uretra, podendo ocorrer escapes de urina numa tosse, espirro ou crise de riso.

**Que outras disfunções podem surgir nos barrigudos em casos-limite?**
Quando o abdome é grande, a barriga faz dobras. Há um suor que, geralmente, se localiza em uma ou duas dessas dobras. A pele fica avermelhada e, no local, surge uma infecção de fungos. Outro risco que ocorre com a pessoa barriguda é cair com frequência porque barriga altera o equilíbrio. O indivíduo não consegue ver os pés direito, não vê a própria genitália, não enxerga o chão com clareza, tropeça e cai facilmente.

**Como combater a barriga indesejada, fonte de problemas de saúde?**
O abdome pode diminuir se facilitamos o processo digestivo. Veja, a seguir, o combate à barriga inimiga:

- Fazer seis refeições ao dia, todas elas pequenas, desde o café da manhã, que deve ser simples. Isto diminui a fermentação e os gases e facilita o processo digestivo.

- Para começar, no café da manhã: pão integral torrado com manteiga ou queijo. Granola, quinoa, aveia ou tapioca podem substituir o pão. Incluir sempre uma fruta. Deve haver também uma fonte de cálcio, como iogurte, queijo ou leite. Este item, no entanto, não é conveniente para as pessoas que apresentam intolerância à lactose, que pode ser detectada em exame de sangue.

- Depois de umas três horas, na merenda da manhã, uma fruta, um suco ou água de coco.
- No almoço, vegetais com um tipo de carne, ou arroz, feijão e legumes, ou massa com legumes. Não deve ser um almoço muito longo, evite repetir o prato.
- Após três horas, o pequeno lanche da tarde: pode ser até um sanduíche leve; por exemplo, um pão com queijo. Se a pessoa estiver na rua, pode tomar um copo de suco. Outra possibilidade é ter sempre no bolso, ou na bolsa, uma barrinha de cereal ou biscoitos integrais em torno de 100 a 200 calorias. É conveniente examinar o rótulo do produto.
- No jantar, coma uma raiz cozida ou assada (aipim, inhame, batata-doce, batata-inglesa, batata-baroa ou mandioquinha) com um tipo de carne branca (ave ou peixe) e vegetais cozidos (evite os feijões e a salada crua no jantar).
- Antes de dormir, uma fruta ou um iogurte. Deste modo não se tem fome, e a barriga vai diminuindo.

**DICA:** Uma salada crua é benéfica ao organismo desde que bem lavada. Frutas e sucos frescos podem ser uma solução para quem come na rua e não abre mão de consumir vitaminas e minerais de alimentos saudáveis.

**O que fazer para diminuir os gases que aumentam o volume da barriga?**
Podemos usar temperos e chás. Um chá de orégano ou uma colher de orégano em água quente diminui os gases. Na piz-

za, ele é bem digestivo. O chá da hortelã, frequentemente combinada com as carnes cruas, nos quibes ou no carneiro, que é gordo, também é digestivo – por isso a erva é usada nesses pratos mais pesados. Outro chá ótimo para diminuir os gases é o de louro, que é usado no feijão não apenas para dar sabor, mas também para facilitar sua digestão. Quem tem gases deve usar chá de temperos.

**A pessoa emagrece ao diminuir a barriga provocada por gases?**
Não. A barriga cheia de gases é estufada, está inflada, e às vezes não tem tanta gordura. Há magros que são barrigudos por causa da postura ruim, como eu já disse. Veem-se muitos homens andando na praia com a barriga estufada, com o abdome expandido e com os braços finos. Geralmente, são pessoas que bebem e comem muitos petiscos, com regularidade, nos botequins ou nos *happy hours*.

**E depois que a barriga desaparece? Como fica a pele do abdome?**
Vai sobrar pele na pessoa que estava com um grande abdome e emagreceu. Surge uma flacidez causada pela distensão da pele. O abdome se retraiu, mas as fibras do colágeno arrebentaram. O peso voltou ao desejável, mas a barriga caiu em *avental*. Não há musculação nem exercício de consciência corporal que ajude. Nesse caso, o procedimento estético será a cirurgia plástica. A lipoaspiração só vai piorar o estado da pele porque ela está flácida, e a lipo vai tirar mais ainda o *enchimento*. A pele despenca, e a aparência, no local, é de envelhecimento. Costuma-se recorrer à abdominoplastia, a plástica do abdome

que, se por um lado muitas vezes ajuda no bem-estar, por outro pode mais uma vez atrapalhar a postura. O abdome muito esticado faz com que a pessoa tenda a adotar uma postura curvada de modo a não ter problemas na coluna.

CAPÍTULO VI
# METABOLISMO NA MEIA-IDADE E NA VELHICE

Na velhice, o metabolismo é mais lento. O corpo reage menos às mudanças de temperatura e há menos transpiração. O idoso desidrata mais rápido do que os jovens e adultos. O organismo perde a capacidade de absorver sais minerais, o que colabora ainda mais para causar osteoporose.

Na velhice, as necessidades fisiológicas são outras, bem diversas das que tínhamos no passado. Aos 70 anos, não se pode pretender comer o mesmo que aos 30 porque gastamos menos calorias – isto é básico e, caso as porções de comida não diminuam com o passar do tempo, o idoso ficará acima do peso desejável e benéfico para a saúde.

Nesta fase da vida, exercícios físicos e atividade intelectual regular são essenciais porque fazem bem ao coração, aos pulmões e ao cérebro.

Há uma dieta que facilita o retardamento da senescência enquanto outros alimentos ajudam a acelerar o processo do envelhecimento. A memória pode ser estimulada com o consumo de soja, feijões e peixes. Por outro lado, o organismo pode se desgastar mais depressa com o consumo regular excessivo de sal, açúcar, farinha refinada e gorduras saturadas. Alguns alimentos colaboram para manter o vigor e a energia sexual.

Abordaremos a seguir assuntos relativos ao envelhecimento e mostraremos o que as mulheres devem comer para estimular o bem-estar durante o climatério, a menopausa e após sua ocorrência, e a dieta adequada para os homens que atingiram a andropausa.

**Devemos falar da *velhice* mesmo ou da *terceira idade*? Chamar a velhice de *melhor idade* não é uma hipocrisia? Uma manobra para vender produtos específicos?**
A meu ver, idoso ou idosa é a melhor palavra para definir o homem e a mulher após os 65 anos. Nos aeroportos e em vários outros lugares, na chamada para as filas, tenho ouvido: "Primeiro, as pessoas da melhor idade." Discordo que seja a melhor idade. A maioria dos idosos sofre várias restrições de saúde física e, muitas vezes, de saúde mental. No Brasil, enfrentam grandes limitações econômicas e não têm possibilidade de continuar a trabalhar. Quando se distingue, gentilmente, um grupo de idosos como os de *melhor idade*, na verdade buscamos atenuar a realidade da senescência e da senilidade. Soa falso.

**O que é senescência? E senilidade?**
Senescência é o fenômeno fisiológico do envelhecimento sadio. Já a palavra senilidade é associada ao declínio físico patológico, à menor capacidade de gerenciamento da própria vida e à desorganização mental.

**O metabolismo é mais lento com o passar do tempo?**
Sim, a velocidade do metabolismo cai à medida que há diminuição da secreção dos hormônios de crescimento, hormônios sexuais e da tireoide. Então, o corpo reage menos às elevações e quedas de temperatura. Transpira pouco e quase não sente

frio, o que cria o risco da hipotermia, quando a temperatura do corpo atinge níveis baixos sem que seja percebido. O organismo também perde parte da capacidade de metabolizar sais minerais; surgem então as desmineralizações, que ocasionam a osteopenia e osteoporose.

### Na velhice necessitamos de menos calorias?
Sim. Com o envelhecimento, precisamos de menos calorias porque o gasto metabólico passa a ser menor, ou seja, o corpo solicita menos energia para cumprir suas funções. Com isso, o apetite decresce naturalmente e percebemos clara perda de massa muscular. Se repararmos bem, quase não vemos obesos com mais de 75 anos. Os que foram obesos começaram naturalmente a perder peso depois dos 70 anos: com a diminuição do paladar, devido à redução do número das papilas gustativas na língua, o apetite diminuiu, assim como a quantidade de calorias ingeridas. Isso tudo ocorre simultaneamente com a redução da massa e da força muscular. O desempenho físico também diminui, assim como a velocidade e a amplitude dos passos decrescem.

### Nesta fase, qual a importância dos exercícios?
Com a chegada da idade, torna-se mais importante fazer exercícios regularmente, o que permite manter mobilidade e flexibilidade, e exercitar coração e pulmões. Com boas condições físicas, sentimos menos a rigidez dos tendões e a fraqueza dos músculos que tende a surgir em decorrência do envelhecimento. Na meia-idade, é importante resistir à tentação de aceitar a inatividade. Se nos deixamos levar, vamos preferir, com o tempo, permanecer no sofá ou na cama em vez de nos movimentar-

mos. Podemos ficar mais absortos ou contemplativos. Por isso, sempre lembro que "em água corrente não para mosquito". O exercício físico melhora bastante a eficiência do coração e dos pulmões, isto é, auxilia a circulação e aumenta a resistência física às doenças. Exercícios físicos melhoram ainda a libido e a atividade sexual.

### Quais são os exercícios mais adequados?
Aqueles que trazem maior força, alongamento, mobilidade e flexibilidade. Os aeróbicos, como caminhada em passos mais rápidos, corrida, natação, farão bem ao coração, aos pulmões e também ao pâncreas, pois auxiliam no controle da glicose sanguínea. Proporcionarão, assim, mais resistência física. Já a musculação é bastante indicada em contraposição ao movimento natural de perda de massa muscular.

### Com a diminuição da massa muscular, que grupo de alimentos devemos priorizar?
Para retardar as perdas musculares e ósseas, deve-se procurar comer mais proteínas. Peixes e aves são indicados por serem fontes proteicas de fácil digestão. Clara de ovo cozida ou mexida também é aconselhável. No idoso, a digestão da carne bovina torna-se cada vez mais difícil, lenta e pesada.

A vitamina D é indicada para reduzir a perda da massa óssea, além de melhorar a força muscular e o equilíbrio. Já suplementos alimentares de aminoácidos e a proteína do soro do leite (*Whey Protein*) auxiliam na recuperação da massa muscular, mas devem ser tomados sob orientação de nutrólogo ou nutricionista. O idoso precisa de proteínas para evitar a sarcopenia.

**O que vem a ser sarcopenia?**
Sarcopenia é uma palavra que vem do grego *sarx*, que quer dizer carne, e *penia*, pobreza. É caracterizada pela perda de massa e força muscular, assim como pela franca redução do desempenho físico. Compromete a autonomia e a qualidade de vida. O paciente com sarcopenia sofre mais quedas com fraturas, pois a musculatura mais fraca reduz a capacidade de sustentação do corpo. O ato de se sentar e levantar causa desconforto e dor.

Em virtude do pouco apetite que estes pacientes têm, a qualidade da alimentação precisa ser acompanhada de perto, pois eles tendem a comer pouco e espaçadamente. Calcula-se que a sarcopenia afete mais de 50 milhões de pessoas e afetará mais de 200 milhões em poucos anos. Isto traz consequências não só pessoais e familiares, mas também sociais. No programa de recuperação de um paciente com sarcopenia, o nutrólogo prescreve suplementos proteicos, vitaminas e minerais.

**Existem alimentos específicos que ajudam a manter a memória alerta e viva?**
Existem alimentos que ajudam a nutrir o cérebro, fornecem matéria-prima para a formação de neurotransmissores, auxiliam a circulação e proporcionam maior aporte de sangue e nutrientes ao órgão. Existem também alimentos que favorecem a atenção e o estado de alerta. Para nutrir o cérebro destaco o ovo.

O ovo é rico em colina, matéria-prima para a fabricação da acetilcolina, um neurotransmissor fundamental para a memória e o aprendizado. A colina favorece a função cognitiva, alivia a depressão e participa da formação de novos neurônios, ajudando a reparar as células cerebrais. Peixe, soja e feijão também são fontes de colina. Lecitina de soja, outra fonte de colina, facilita a neurotransmissão, sendo também indicada para melhorar a cognição.

Já a fisetina é um flavonoide que favorece o amadurecimento das células nervosas e estimula os mecanismos cerebrais associados à memória, sendo indicada para mantê-la jovem. São fontes de fisetina: maçã, morango, pêssego, kiwi, uva, cebola e espinafre. Publicações recentes relatam que a fisetina estimula a formação de novas conexões entre os neurônios. Os alimentos que a contêm facilitam a comunicação entre os neurônios, aumentando também a capacidade de concentração, aprendizado e memória. Amora, framboesa, morango, cereja e uvas vermelhas e roxas têm flavonoides que auxiliam a saúde e oxigenação dos tecidos.

Vegetais de folhas verde-escuras, como brócolis e espinafre, são as principais fontes de ácido fólico, uma vitamina do complexo B indispensável para várias funções protetoras do cérebro e do sistema nervoso. Previne tromboses e pequenos infartos que possam ocorrer no cérebro com o envelhecimento e que às vezes não são clinicamente evidentes, mas que afetam a memória ou algum sentido do corpo, como audição, visão, tato, paladar ou olfato. O ácido fólico também é necessário para a boa formação do sistema nervoso do feto. Ele participa de reações químicas que regulam a conexão entre as células nervosas e influenciam o desempenho cognitivo.

Os peixes ricos em ômega 3, por serem fontes de EPA (ácido eicosapentaenoico) e DHA (ácido docosahexaenoico), são indicados para a preservação da cognição. Tais substâncias podem ser encontradas também sob a forma de cápsulas.

**REFLEXÕES IMPORTANTES**

Preservar a memória é essencial para a nossa liberdade. A disputa acirrada do mercado de trabalho, a falta de estabilidade no emprego e o empobrecimento que vem com a aposentadoria são três motivos assustadores que nos obrigam a cuidar da memória já, pois, ao que tudo indica, seremos longevos. Com certeza, vamos preferir depender de nós mesmos a delegar ao outro o gerenciamento de nossa vida. Quando se começa a deixar o fogão aceso ou a chave de casa no lado de fora da porta, os familiares ou amigos próximos, por amor, são os primeiros a cercear a liberdade de quem *perde o juízo*. Então, com o intuito de preservarmos mais a autonomia, vale a pena fazer uso de alimentos que vêm sendo apontados como benéficos para a memória.

**Existem ervas que ajudam a preservar a memória?**
Fitoterápicos conhecidos como *smart drugs* (drogas espertas) atuam, sobretudo de forma preventiva, de modo a manter íntegros nosso potencial criador e nossa capacidade e velocidade de raciocínio. Eles não são inócuos, ou seja, não se pode pensar que, por terem por base uma erva, não façam mal nem bem. Por este motivo, os fitoterápicos, principalmente os concentrados em cápsulas, não devem ser tomados sem recomendação ou consentimento do seu médico.

Existem os fitoterápicos que agem na irrigação do cérebro, devido a substâncias conhecidas como bioflavonoides, que agem promovendo vasodilatação e, com isso, maior aporte de sangue para a região. Não podemos dizer que melhoram a memória, mas é certo que melhoram a circulação e a oxigenação das regiões onde *moram* nossas memórias. Entre os tônicos medicinais naturais que intensificam a circulação e a oxigenação cerebral, o ginkgo biloba é um dos mais conhecidos. O extrato da folha da árvore de ginkgo biloba passou por vários estudos que associaram seu uso com uma melhora da capacidade cognitiva. Aliás, sua aplicação medicinal é milenar: registros chineses revelam que desde 2.800 a.C. a planta era usada na medicina. A ação conjunta dos seus componentes possui ação antioxidante, aumenta a circulação cerebral e acelera a transmissão nervosa. Além de facilitar o aprendizado, o ginkgo biloba melhora a disposição e o equilíbrio e trata tonteiras e labirintites associadas à deficiência de oxigenação cerebral.

O ginkgo biloba não deve ser tomado de forma contínua, pois aumenta o tempo de sangramento. Por ter um efeito antiagregante plaquetário, ele afina o sangue e previne a formação de trombos e tromboses. No entanto, se tomado durante meses a fio, pode aumentar o sangramento gengival como também durante cirurgias inesperadas. Quando a cirurgia é programada, costumo orientar o paciente a interromper seu uso um mês antes.

### E o ginseng?
O ginseng é uma planta medicinal também conhecida como *Panax ginseng* (ginseng coreano), *Panax quinquefolius* (ginseng americano). *Pfaffia paniculata* é uma outra planta, conhecida como ginseng brasileiro, por possuir propriedades semelhantes ao ginseng oriental. O ginseng coreano, mais estimulante do que o americano, ajuda a recuperar a energia vital nas convalescenças. Segundo a percepção oriental, ele aumenta a vivaci-

dade, restaura a energia Yang e ativa nosso sistema reprodutor e criador. É rico em flavonoides, que, além de aumentarem o fluxo sanguíneo cerebral, diminuem a agregação das plaquetas, evitando a formação de coágulos e de microderrames responsáveis pelos buracos na memória.

### E os chás verde, preto, vermelho e branco?

Todos eles são oriundos das folhas da mesma planta, denominada *Camellia sinensis*, mas processados de forma diferente. O branco e o verde são mais antioxidantes e preferidos pelos orientais. Hoje, o hábito de consumir esses chás é associado a uma menor incidência de ataques cardíacos e maior longevidade devido a seus polifenóis. O chá-verde contém cafeína, que beneficia a percepção, ativa o estado de alerta e melhora as funções cognitivas.

### E o que dizer do café e do guaraná em pó?

Eles aumentam o estado de alerta. São usados popularmente há séculos para promover maior dinamismo no corpo e no pensamento, pois aceleram os batimentos cardíacos. Na medicina chinesa, aprendemos que "o coração rege a mente", o que significa que, se estimularmos o coração, estimularemos a mente. Por isso o costume de tomar café ao acordar como também no meio da tarde para aumentar a energia, quando sentimos que ela está caindo ou precisando ser ativada. O guaraná em pó também é utilizado para despertar e ativar o estado de alerta, sobretudo nas regiões Norte e Centro-Oeste do Brasil.

Logo, café e guaraná em pó, assim como erva-mate e chimarrão, são recursos naturais que aumentam a atenção, afastam a sonolência e a sensação de preguiça. No entanto, vale lembrar que eles tiram o sono das pessoas mais sensíveis a esses estimulantes.

**E existem alimentos que podem piorar a memória?**
Sim, o álcool, que não deixa de ser um alimento. Mas, ao mesmo tempo, conforme o uso, talvez seja a pior das drogas. Ele promove déficits, a princípio temporários, na atenção e no aprendizado. Com o uso crônico, as consequências no sistema nervoso podem tornar-se irreparáveis.

Refeições ricas em farinhas refinadas e açúcar, com o passar do tempo, enfraquecem a nutrição cerebral e criam depósitos de gordura na parede das artérias. Segundo a dietética chinesa, tiram o foco do pensamento, dão preguiça mental e tornam a pessoa dispersa.

Em princípio, tudo o que atrapalha o coração atrapalha também a nutrição do cérebro. "O coração rege a mente", diz um ideograma chinês. Sendo assim, conclui-se que o que faz bem para o coração, como peixe, azeite, alho, hortaliças, castanhas e nozes, também é bom para a mente. Já os excessos diários em carboidratos refinados, gordura, fritura e sal, com o tempo, comprometem a circulação cerebral e, com isso, a memória.

**Além dos cuidados alimentares, que outras providências ajudam a proteger a memória?**
Podemos exercitar a memória procurando estudar e prestar conta do que estudamos. Não basta ler livros, é preciso relatar o que se leu. Por vezes, lemos algo ou assistimos a um filme e logo nos esquecemos do que se tratava. Não conseguimos con-

tar a ninguém. Por isso é importante envolver-se em algum aprendizado sistemático. A meu ver, é enriquecedor submeter-se a algum tipo de cobrança, como prova, teste ou apresentação do resultado do estudo. Sendo assim, é fundamental haver um professor com quem vamos aprender algo novo, exercitar a memória e cognição. Aprimorar um aprendizado e desenvolver novas habilidades são excelentes exercícios para preservar a memória. Temos de nos manter fisicamente ativos para nos oxigenar da cabeça aos pés, ativando o fluxo sanguíneo cerebral, sacudindo o corpo e, com isso, evitando estagnação, depressão e apatia. O aprendizado pode ser em qualquer área: pode-se frequentar uma escola, fazer um curso de língua estrangeira ou mesmo aprender um instrumento musical.

Para preservar a memória viva, evite os altos e baixos emocionais. Seja mais econômico nas emoções. A vida emocional vivida aos trancos, com a sensação de ter o coração sempre na mão, acelera a morte dos neurônios cerebrais. O estresse eleva o cortisol, e seu excesso age negativamente sobre o aprendizado e a memória. O estresse dispersa a atenção e enfraquece mais rapidamente a memória. Mais uma dica: evite o isolamento social, que abre portas para a depressão e diminui a troca de informações com o mundo. Procure conversar com pessoas para trocar ideias, experiências, para discordar, concordar, aprender, entreter-se e, por que não, falar do que não tem tanta importância assim... Afinal, às vezes é até bom simplesmente jogar conversa fora...

**Existem alimentos que podem retardar o envelhecimento do corpo?**
Dentro de um conjunto de medidas necessárias para uma boa qualidade de vida, sim. Existem alimentos que nos protegem

e agem como para-choques, principalmente quando vivemos situações de estresse permanente, muitas vezes silencioso, mas corrosivo. Entre eles estão as frutas frescas, especialmente as suculentas, como melancia, laranja, tangerina, manga, morango, pitanga, e também as frutas oleaginosas, assim chamadas por serem fontes de óleos benéficos à saúde, como as castanhas, nozes e amêndoas. Há também as hortaliças, especialmente os brotos vegetais, como o de feijão e de alfafa. Os peixes ricos em ômega 3 ajudam a proteger a pele contra câncer e secura. São bons também para ajudar a preservar a função dos neurônios, do cérebro e da cognição. Entre eles, estão o salmão, o atum e a sardinha. As sementes de linhaça protegem a visão, auxiliam no equilíbrio do colesterol e na integridade da pele.

**Em contrapartida, há alimentos que aceleram o envelhecimento?**
Sim. A combinação de comidas gordurosas, frituras, excessos de açúcar, trigo e sal, se rotineiras, aceleram o envelhecimento. O uso abusivo de álcool no dia a dia reduz a massa muscular, diminui a formação de colágeno e acelera a formação de rugas. A pouca ingestão de água também acelera os processos degenerativos. Eles podem aparecer mais cedo, e algumas pessoas envelhecem mais rápido, às vezes de um momento para outro, em função de uma eventual desestabilização física ou emocional.

A comida saudável é necessária para evitarmos os problemas de saúde ou para nos recuperarmos com mais facilidade de alguma eventual doença ou trauma. Além dos alimentos, sentimentos mal resolvidos, que se transformam em estresse crônico, também nos levam a produzir radicais livres que desestabilizam estruturas celulares, além de atrapalharem toda a digestão. Comer quando se está irritado, por exemplo, acelera o envelhecimento.

**Qual é a alimentação ideal para a mulher durante o período do climatério e na pós-menopausa?**
Para a mulher que deseja retardar o processo natural de envelhecimento celular é indicado o consumo diário de pelo menos um prato fundo de vegetais folhosos. Brócolis, couve-flor, espinafre, couve, agrião, rúcula, alface, acelga e chicória são hortaliças que ajudam na prevenção do câncer de mama. A soja, sob a forma de missô, tofu e suco, alivia a sensação de fogacho, comum no climatério. Devido a seus fitoestrógenos, a soja age como um repositor hormonal natural na mulher. Também é indicado comer diariamente algum tipo de grão, como feijão, grão-de-bico ou lentilha. São fontes de ferro e vitaminas do complexo B. Três frutas frescas ao dia são indicadas pelos líquidos ricos em minerais e pigmentos carotenoides que contêm, protegendo, hidratando e dando viço à pele. A aveia, fonte de ligninas, também exerce ação fitoestrogênica, auxilia no funcionamento dos intestinos e fornece vitaminas do complexo B. Um copo de iogurte ao dia é indicado para a saúde dos intestinos e como fonte complementar de cálcio. O salmão, o atum, o arenque e a sardinha, por serem fontes de ômega 3, protegem a pele e previnem doenças obstrutivas vasculares, relacionadas à oxidação do colesterol. A sugestão é que se coma uma porção de um deles pelo menos três vezes por semana. O hábito de tomar óleo de linhaça é indicado por

ser fonte natural de ômega 3 e ômega 6. Ele auxilia na umidificação dos olhos e protege pele e mucosas.

**Por que as mulheres mais idosas, em especial as latinas, com a chegada da idade, costumam perder a cintura, acumulam gordura no abdome e adquirem um corpo matronal e sem definição, mesmo fazendo exercícios físicos regularmente?**
Com o declínio no nível dos hormônios sexuais, ocorre uma mudança nas formas do corpo e maior acúmulo de gorduras na região da cintura do que no quadril e nas nádegas. A redução da testosterona, o hormônio masculino também fabricado pela mulher, diminui a definição da silhueta porque também reduz o tônus, ou seja, a firmeza da musculatura. Surge a flacidez, aliada a um depósito de gordura que se forma em torno do umbigo, na região do tronco e das omoplatas e em torno do braço. Embora seja saudável aceitar a natureza e as modificações corporais da idade, também é importante não se acomodar e simplesmente assistir ao próprio processo de envelhecimento, sem nada fazer para buscar uma melhora. A gordura abdominal instalada eleva os riscos de doenças cardíacas, hipertensão e alguns tipos de câncer. Sendo assim, já na pré-menopausa é necessária a mudança do hábito alimentar, consumindo-se alimentos menos calóricos para manter uma boa forma física e vitalidade.

**E quais exercícios físicos são indicados nas fases de climatério e de menopausa para a mulher não engordar nem perder a forma?**
Os exercícios aeróbicos são os que mais ajudam a diminuir a gordura abdominal. Deve-se aumentar o gasto calórico com

exercícios como caminhada em passos rápidos, bicicleta, hidroginástica aeróbica e natação. A musculação será essencial não só para retardar a diminuição das massas muscular e óssea, como também para aumentá-las, lembrando que o aumento da massa muscular demanda maior gasto de energia, favorecendo, assim, o menor acúmulo de gordura no corpo. Técnicas que envolvem alongamento também são propícias, pois, com a idade, tendemos a encurtar, o que modifica o desenho da coluna vertebral: diminuem-se os espaços entre os discos intervertebrais, as costas se contraem, e a barriga se projeta para a frente. RPG, GDS, pilates e ioga são técnicas que estimulam a consciência corporal e alongam o corpo. Pilates é especialmente indicado pelo trabalho que faz na área abdominal: restaura o tônus muscular e dá consciência corporal à mulher em relação a seu abdome e a sua pelve. Além disso, previne também a incontinência urinária.

**Como se estabelece a andropausa que ocorre com o homem?**
A andropausa geralmente surge a partir dos 50 anos e decorre da diminuição da capacidade dos testículos de fabricar testosterona. Há redução da libido, diminuição da ereção espontânea durante o sono e da força muscular. Ocorre ainda redução dos pelos nas pernas, púbis e peito. As queixas dos que enfrentam a andropausa são vagas: insônia, pouca energia, falta de vontade de sair de casa para qualquer atividade ligada ao lazer, diminuição do prazer de viver e da audácia. É comum haver insegurança para tomar decisões.

**E como se diagnostica a andropausa?**
Por meio de exame de sangue, podemos ver os níveis dos hormônios androgênicos em suas várias apresentações no organismo: testosterona total, testosterona livre, DHT e DHEA. Quando muito baixos, podem ser repostos, da mesma forma que a mulher faz a reposição hormonal. A reposição pode ser por cápsulas, comprimidos, gel, creme, adesivo ou injeções. O uso deve ser feito exclusivamente com orientação médica, após exames para avaliação geral, com especial atenção à próstata. A prescrição exige receituário controlado com justificativa.

**Então o homem também conta com a indicação de reposição hormonal?**
Sim. É um caminho não apenas para diminuir o consumo da massa muscular e óssea que ocorre após os 50 anos, como para aumentar a massa magra e diminuir a gordura corporal. A reposição pode ser feita através de uma das várias formas de apresentação da testosterona: injetável, em comprimidos ou transdérmica, em creme ou gel, aplicados sobre a pele. Fitoterápicos, como o *Tríbulus terrestris*, *Bulbine natalensis*, *Maca peruana* ou *Lepidium meyenii*, exercem efeitos relacionados ao aumento da fabricação de testosterona no organismo. Embora os fitoterápicos tenham menor efeito do que os hormônios, são, por outro lado, mais desprovidos de efeitos colaterais.

**A reposição hormonal é indicada para todos?**
A condição básica é o homem não apresentar aumento da próstata nem história de vulnerabilidade familiar a câncer de próstata. A testosterona, nestes casos, pode favorecer o surgimento

de tumores na região. É prudente que o paciente de mais de 50 anos, em uso de testosterona, tenha a próstata examinada anualmente através do PSA livre e total, de ultrassonografia e exame de toque.

**Em caso de câncer de próstata, a conduta é suprimir a testosterona?**
O tratamento clínico de câncer de próstata inclui medicamentos que diminuem drasticamente a testosterona. A reposição de testosterona aumenta o tumor de próstata em quem já o tem. Tanto a testosterona como o estrogênio, hormônios sexuais que nos dão vida e geram vidas, alimentam tumores relacionados às gônadas, ou seja, de ovários, mamas, testículos e próstata. Assim, no caso das mulheres, dependendo do estado das mamas e do histórico familiar, a reposição hormonal com estrogênios é contraindicada. No câncer de mama, a medicação procura justamente diminuir ainda mais o estrogênio.

**Qual é a dieta alimentar mais apropriada para o homem que entrou na andropausa?**
As crucíferas – brócolis, couve-flor, espinafre, couve, couve-de-bruxelas, repolho – ajudam a diminuir a aromatase, uma enzima que converte a testosterona em estrogênio, aumentando sua concentração. A melancia também é indicada, sobretudo por conter em sua composição um fotoquímico chamado citrulina. Ele é convertido em arginina, que estimula a produção de óxido nítrico, o qual, por sua vez, age sobre os vasos, dilatando-os e facilitando a ereção. Além do mais, a melancia é uma fruta que hidrata e tem licopeno, um pigmento que lhe confere a cor vermelha e protege a próstata. Romã é outra fruta que

aumenta a produção de óxido nítrico, facilitador da ereção. Claras de ovo são fontes de arginina e indicadas, na dietética chinesa, para aumentar o volume do esperma; também elevam a concentração do óxido nítrico. Uvas roxas e suco de uva, devido ao resveratrol, promovem vasodilatação e produzem antioxidantes protetores dos vasos sanguíneos. Alho, pimentas, especiarias, como temperos, cravo e canela, mexem com a circulação, ativam a energia, aquecem as extremidades e previnem a formação de trombos. Óleo de peixe, ômega 3, óleo de linhaça, azeite, nozes, amêndoas, castanhas e macadâmias são indicados para o equilíbrio entre as gorduras boas e más no corpo, para a proteção da pele e do coração. Chá de ginseng, marapuama e catuaba possuem bioflavonoides protetores do aparelho cardiovascular. Eles aquecem e ajudam a circular energia.

**Por que, para um homem idoso, é mais difícil perder a barriga?**
É uma dificuldade relacionada à diminuição dos hormônios androgênicos, que reduzem o gasto metabólico do homem, à medida que ele envelhece. A queda da testosterona diminui a massa muscular e óssea, e, assim, cai a necessidade calórica do indivíduo. Logo, se continuar comendo da mesma forma que comia aos 30 ou 40 anos, vai engordar justamente no abdome. A redução calórica dos alimentos que ingere diariamente tem de ser efetuada a cada década, uma vez que a cada década gastamos menos energia para viver. Além disso, a testosterona é o hormônio que determina a qualidade muscular. Com a redução da testosterona, diminuem a massa muscular e a sustentação de seu volume. Vem a flacidez na face interna da coxa e musculatura glútea. Como o volume da musculatura da coxa

diminui, ficamos mais vulneráveis às quedas. A musculatura das coxas e quadris está diretamente relacionada à sustentação e à capacidade de se equilibrar após um pequeno escorregão, por exemplo. Quando perdemos esta condição muscular, caímos por qualquer coisa: um ligeiro desnível no chão pode levar a uma queda e fratura de fêmur.

A musculação é fundamental para a recuperação e ganho muscular, e também para garantir maior equilíbrio frente aos trancos que a vida e as ruas nos impõem. Exercícios aeróbicos, musculação e alongamento são essenciais para o homem que quer retardar o surgimento das limitações que o tempo traz, natural e sorrateiramente.

**O bom humor pode retardar o envelhecimento?**
Observo que os humores são contagiosos. Podem melhorar ou piorar as pessoas que estão em volta. Mães, pais, professores, babás e empregados mal-humorados causam danos emocionais, às vezes irreversíveis, na formação de uma criança. Medo, insegurança e violência são manifestações que podem ser desenvolvidas ao longo da infância, como resposta ao mau humor constante dos adultos, em princípio educadores! O bom humor matinal libera o fluxo de energia. Já o mau humor...

**Por que, após a menopausa ou andropausa, é mais difícil manter o peso, isto é, não engordar ou mesmo emagrecer para chegar a um peso ideal?**
Em virtude da queda dos hormônios sexuais e o metabolismo mais lento, precisamos de menos calorias para viver, conforme já disse. Se a pessoa continuar comendo da mesma forma

que comia quando era mais jovem, vai engordar e depositar gordura no abdome.

**E o estresse?**

A velocidade do envelhecimento é diretamente proporcional à maneira como reagimos ao estresse. Acredito que o segredo de uma vida longa esteja principalmente relacionado à forma de enfrentar as situações adversas que surgem no dia a dia. Uma cascata de venenos produzidos por nós mesmos é lançada na circulação na hora da raiva e do medo. Matamo-nos um pouco a cada raiva contida. E quando ela é extravasada, quando cuspimos fogo, além de soltar palavras e fazer gestos ferinos direcionados ao outro, também nos ferimos. Mesmo quando estamos certos quanto às razões que levaram à explosão, sofremos pela energia agressiva e ruim que circulou em nossas artérias, no fígado, estômago e coração. Mas o fato é que, se todos os dias alguém lhe dá um empurrão, um dia você estoura, fala alto ou revida com o mesmo gesto. É a ação e reação inerentes a todos os animais. Oferecer a outra face pode ser nobre demais, dependendo do contexto. Mas o pior é quando explodimos sem razão, quando somos cegamente injustos e, passada a ira, refletimos, queremos nos redimir e fazemos um trabalho interno profundo para pedir desculpa. Pedir desculpa quando se erra alivia o peito. Tira um peso maior das costas. O pior ainda é quando, por alguma situação opressiva, pede-se desculpa mesmo tendo razão. Aí o estresse interno é pior. Saber conviver com o que oprime, calar e aceitar o que não pode ser mudado é uma arte. Quem mantém a alegria e a chama da esperança pela vida afora costuma viver mais e melhor.

**O que mais pode acelerar o estresse que oxida, ou seja, aquele que "enferruja" nosso corpo?**
Ansiedade, ciúme e mau humor. Dormir pouco também não é bom. Durante o sono, a gente depura muitas toxinas e refaz a energia para o dia seguinte. Ter muita obrigação e pouco prazer gera doença na certa. Quanto à alimentação: comer muitas frituras, gorduras animais e hidrogenados, creme de leite, muita carne bovina, embutidos e defumados em excesso também. Já o tabagismo e o alcoolismo geram grande quantidade de radicais livres e processos oxidantes em todo o corpo. Corroem a matéria orgânica, ou seja, o corpo.

**Quais são os alimentos que eliminam os radicais livres?**
Da mesma forma que canos de ferro enferrujam, o corpo humano se oxida. Nossa oxidação ocorre em reação a substâncias chamadas de *radicais livres* – átomos, íons ou moléculas que possuem um elétron ímpar em sua órbita mais externa. Quanto maior a formação de radicais livres, maior o estresse oxidante em nosso corpo. Radicais livres em excesso provocam destruição celular, aceleram o envelhecimento e detonam diversas patologias. Para neutralizar esses efeitos devastadores, existem alimentos que são fontes de substâncias de propriedades antioxidantes – as vitaminas C e E e o betacaroteno –, de minerais, como o selênio e bioflavonoides. Entre os protetores da pele e da visão se destacam a cenoura, o mamão, a manga, o pêssego, o damasco e o abacate, que possuem betacaroteno. As nozes, castanhas, amêndoas e avelãs são fontes de selênio e vitamina E.

**Resumindo: o que é preciso fazer para ter uma vida longa e saudável?**
Primeiro, ter paz de espírito e ser feliz. Exatamente isto: estar em paz com as escolhas que fizer e com as atitudes que tomar. Buscar ver a luz, no Sol e na Lua, no claro e na escuridão. Quando tudo estiver escuro, buscar ver a luz também em algum ponto obscuro. Ser grato às pequenas coisas que possui que, na verdade, são imensas. Por exemplo: agradecer por ser capaz de se movimentar, enxergar, por estar vivo. Acredito que parte do dom de ser feliz, que leva à longevidade, já nasce com a gente. Outra parte a gente forma e desenvolve baseado no entorno, no que a gente vê no ambiente em que foi gerado e criado. Crianças cujos pais enfatizam o pessimismo tendem a ser pessimistas. Ouvi uma história sobre uma família humilde que repetia para os filhos frases como: "Não sonhe alto", "Isso não é para você", "Isso não é para o seu bico", "Nascemos pobres e vamos morrer pobres", ou ainda "Tinha que ser com a gente", quando algum contratempo corriqueiro ocorria. Os filhos cresceram não ousando, sendo medianos em suas profissões, na forma de viver seus amores e nas escolhas na vida. Pais assim muitas vezes repetem o padrão pessimista que viram em seus pais e o transmitem aos filhos. Dão continuidade a gerações amargas. O pessimismo mina o arrojo e o brilho que pode ser visto na vida. Já o otimismo dá força à coragem, ilumina a esperança, espalha a energia da vida por todo o corpo e contagia. Nesta mesma história, havia uma família vizinha, igualmente humilde em suas posses, mas otimista na forma de ver a vida e as dificuldades. Os pais encorajavam os filhos, dizendo: "Estuda que você vai conseguir", "Tente que vai dar certo" ou "Não deu certo desta vez, mas tente uma

próxima; não desista". Os filhos ousaram, melhoraram de vida e continuaram a alimentar a luz da esperança para seus filhos.

Portanto, a primeira coisa que se deve fazer para viver mais e melhor é ser otimista, buscar o brilho, a luz no próprio peito. Se temos uma forma pessimista de ver a vida, acredito que, quando tomamos consciência disso, às vezes com a ajuda de profissionais, podemos mudar a história e nos tornarmos mais positivos e felizes. Para viver mais é preciso amar mais. A começar pelo amor ao nosso corpo, à nossa saúde e forma física. Só então nos tornaremos capazes de amar melhor alguém. A sensação prazerosa de amar alimenta a chama da vida. O amor também está em nossas mãos. Temos de cultivá-lo. Sempre.

Para viver mais, também precisamos de sorte e saúde. A sorte é imprevisível e, por essa razão, não podemos contar com ela. Quanto à saúde, depende em parte de fatores genéticos que não se podem mudar. No entanto, há hábitos de vida que, em princípio, podemos mudar. Esta mudança está em nossas mãos. Para compor uma dieta associada à longevidade, é recomendável comer hortaliças e frutas frescas, feijões de todos os tipos, frutas oleaginosas, sementes, ovos, coalhada e queijos frescos. Entre as carnes, dê preferência às brancas, de aves e peixes. Alimentação saudável protege por mais tempo o organismo da degeneração.

**Portanto, uma alimentação inadequada acelera o processo do envelhecimento?**
O envelhecimento é produto de uma série de degenerações que acometem todo o corpo. De uma forma mais visível, mostra-se primeiro na pele, por volta dos 30 anos. Nos olhos, aos

40. No aparelho cardiovascular, aos 50, e nas articulações e demais aparelhos e sistemas, a partir dos 60 anos. Uma alimentação imprópria, com excesso de gorduras, açúcares ou álcool, acelera, com certeza, os processos degenerativos.

**Quais são os alimentos que proporcionam maior vigor sexual?**
Todos aqueles que dão energia Yang, vinculada ao calor, ao fogo e à vasodilatação. Embora sem comprovação científica na medicina ocidental, esses alimentos são indicados na dietética indiana e chinesa.

**Quais são os alimentos indicados no Oriente para assegurar vigor sexual?**
Temperos fortes, pimentas, noz-moscada, gengibre, anis, manjericão, aipo, cardamomo, marapuama e sementes – palavra cuja origem vem de *sêmen* – de abóbora ou girassol, eventualmente torradas.

Frutas oleaginosas: castanhas, amêndoas, nozes, avelãs.

Todas as frutas vermelhas da família das *berries*: cereja, morango, framboesa, *goji berry*.

CAPÍTULO VII
# DISFUNÇÕES

O tema da obesidade será aqui abordado novamente, dessa vez a obesidade dos adultos.

As estatísticas indicam o aumento do número de homens brasileiros acima do peso desejável, principalmente nas classes com rendimentos mais altos, acima de cinco salários mínimos. O homem bem-sucedido geralmente está acima do peso, barrigudo ou gordo. Aos 50 anos, toma medicamentos para a hipertensão arterial, que surge com a carga de responsabilidade que lhe é conferida. Muitos ganham *stents* e fazem ponte de safena. Já os homens de baixa renda, dos subúrbios ou da zona rural, normalmente são mais magros. Por outro lado, o excesso de peso e a obesidade são predominantes entre as mulheres de baixa renda que ganham entre um e dois salários. A mulher de classe alta geralmente faz dieta, cuida da estética e com isso evita ficar obesa. Além de abrir as portas para o aumento do colesterol e da pressão arterial, a obesidade também abre caminho para o diabetes, outro distúrbio a que se deve dar toda a atenção, considerando-se que 86% dos diabéticos morrem por doença cardiovascular.

Também abordaremos: como a nutrologia acompanha os obesos que se submetem à cirurgia bariátrica e procedimentos de nutrólogos e membros da equipe multidisciplinar médica no tratamento e na possibilidade de cura de diabéticos, anoréxicos, bulímicos, portadores de síndrome metabólica ou de transtorno de compulsão alimentar periódica, além de ortoréxico, uma nova categoria, que são pessoas obcecadas por alimentação natural.

**As disfunções nas taxas de colesterol têm relação com a alimentação que não é balanceada?**
Nem sempre. Às vezes, uma alimentação balanceada é suficiente para deixar o colesterol abaixo de 200mg/dl; no entanto, a alimentação interfere somente em 30% da nossa taxa de colesterol. A maior parte dele é produzida no fígado. Por isso, nem sempre uma dieta balanceada reduz o colesterol, mas certamente colabora para não elevá-lo ainda mais. Ocasionalmente, para baixar o colesterol, é necessária a intervenção medicamentosa natural ou alopática. Fitoterápicos, ômega 3 e alimentação balanceada às vezes reduzem o colesterol para a faixa ideal, até 200mg/dl. Hoje, temos os derivados das estatinas como medicamentos mais usados para diminuí-lo. São bastante eficazes, mas o uso contínuo pode levar a dores musculares, rupturas de fibras musculares e toxicidade hepática.

**Em que medida a ansiedade pode levar uma pessoa a comer de modo descontrolado?**
Quando estamos ansiosos, fabricamos mais cortisol. Ele estimula o apetite, favorece o acúmulo de gordura no corpo e retém líquido. Se o corpo emocionalmente desequilibrado pede incessantemente mais comida, e a pessoa cede aos pedidos de mais calorias para saciar uma fome que, na verdade, não existe, porque não é fome – é vontade de comer causada pela ansiedade –, está na hora de buscar ajuda. Senão, ela poderá só se dar conta deste processo quando já estiver com vários quilos a mais. Esse é o momento de consultar um nutricionista

ou nutrólogo e mudar o estilo alimentar e os hábitos de vida. É importante interromper este ciclo.

**E em que medida a ansiedade pode levar alguém a emagrecer demais?**
A maioria tende a compensar a ansiedade comendo carboidratos e, com isso, engordando. O açúcar acalma, relaxa, diminui o foco no motivo da tensão emocional. Mas há os magrinhos que, sob ansiedade e estresse, emagrecem ainda mais, devido à maior produção de adrenalina, que diminui a fome e acelera o metabolismo. A ansiedade emagrece ou engorda, dependendo da natureza de cada pessoa.

**E a depressão? Qual a relação entre depressão e apetite?**
A depressão suprime o apetite. Depressão leva à negação da vida. A pessoa não tem vontade de se alimentar, não tem vontade de perpetuar a vida, quer ficar quieta, isolada, sem comida. A tristeza profunda tranca a respiração, diminui a amplitude do tórax nas inspirações e expirações. Tranca a boca porque, na depressão, o corpo, na maioria das vezes de forma inconsciente, não quer alimentar a vida. A depressão bloqueia a energia. Sol, caminhada, atividade física aeróbica e alimentação nutritiva são caminhos naturais para vencer a depressão. Entre os alimentos indicados na dietética energética chinesa para ajudar na diminuição das tristezas e depressões estão a banana, as nozes, castanhas, sementes, frutas vermelhas, uvas, feijões de todos os tipos, macarrão, cereais integrais, açúcar, mel e cacau.

**A celulite está associada aos hábitos alimentares?**
Ela está relacionada aos hormônios femininos, os estrogênios. A hidrolipodistrofia ginoide, denominação correta para a ce-

lulite, ocorre mais em mulheres com sobrepeso ou obesas. Surge mais frequentemente em regiões que acumulam gordura com facilidade, como quadril, coxas, nádegas e barriga.

Sob a pele, temos uma placa de gordura que é maior ou menor, dependendo do estado nutricional de cada pessoa. Entre a pele e o músculo, existem fibras conectivas. Quando as fibras de colágeno apresentam baixa elasticidade, a pele torna-se irregular. Isto ocorre porque as fibras tracionam a pele em direção ao músculo, enquanto a gordura empurra para cima. Quando o tecido gorduroso se espessa, surgem retrações e o aspecto de casca de laranja. O emagrecimento diminui a aparência, ou seja, a profundidade das celulites. O estresse aumenta a fabricação de cortisol e as celulites. Uma alimentação rica em carboidratos e gorduras também colabora para o aumento das áreas de celulite. Balas, bolos, biscoitos, tortas, creme de leite, manteiga, sorvetes cremosos aumentam não só o volume das celulites já existentes, como também colaboram para que novas sejam formadas. Cigarros destroem boa parte do colágeno e colaboram para que surjam mais celulites.

**Quais são os alimentos ricos em cálcio que ajudam a evitar a osteoporose?**
Iogurte e queijo, de todos os tipos, são excelentes fontes de cálcio, assim como leite, tanto o integral como o desnatado. Feijões, guando, grão-de-bico, tremoços, sementes de girassol e de gergelim, peixes – especialmente as sardinhas em conserva – e frutos do mar, também. Nessa lista entram ainda as folhas verdes cruas como chicória, escarola, couve, acelga, espinafre, rúcula, agrião. A casca de ovo triturada e depois assada no forno é outra excelente fonte de cálcio.

# 1. OBESIDADE

**Qual é a causa orgânica da obesidade?**
A obesidade pode ser devida à hereditariedade, a distúrbios endócrinos, hábitos familiares, alimentares e comportamentais. Mas o motivo básico para o acúmulo excessivo de gordura no corpo é comer mais do que gastamos para viver. É uma questão de aritmética. Quando comemos calorias a mais e não as queimamos em atividades ao longo do dia, reservamos o excesso que comemos sob a forma de gordura. Como a sociedade está ficando cada vez mais sedentária, as pessoas estão engordando cada vez mais.

O estresse do dia a dia e a ansiedade favorecem o aumento de peso. Sob estas condições, como já dissemos, a maioria das pessoas fabrica mais cortisol, que age no sentido de aproveitar as calorias ingeridas, depositando-as principalmente no rosto, nas costas, no tronco, no pescoço e na região acima da clavícula (formando a chamada *giba*) e em regiões onde ocorre gordura localizada. A ansiedade também estimula o apetite em quem já tem tendência para engordar.

A glândula tiroide, entre tantas funções, exerce também influência sobre o peso corporal e é determinante do metabolismo de queima de gordura. A diminuição dos hormônios produzidos pela tiroide acarreta aumento de peso por causa do aumento da gordura corporal. O hipotireoidismo leva a um metabolismo mais lento. Com isso, a pessoa se torna menos ativa, vêm o cansaço, a preguiça, o enfraquecimento dos cabelos e das unhas, a diminuição da libido e da fertilidade.

Outra causa da obesidade é a produção deficiente de leptina, hormônio responsável pela saciedade e pela termogênese, produção de calor no corpo. Já a síndrome de Cushing causa sintomas e complicações sérias, como obesidade centrípeta, isto é, aquela que ocorre na face e no abdome. Esta síndrome, que pode levar ao diabetes e à hipertensão, pode ser causada por uso excessivo de corticoides ou resultar da produção excessiva de cortisol pelas glândulas suprarrenais. A genética, que tem influência direta e evidente nos traços físicos e no metabolismo, atua também na obesidade.

### O ambiente e o estilo de vida têm ligação com a obesidade?
Sim, ambos têm forte relação com a obesidade. O ambiente, por exemplo, exerce grande influência sobre as pessoas e pode levar à obesidade. É comum receber no consultório jovens estudantes que, após passarem seis meses ou um ano nos Estados Unidos ou Inglaterra, voltam com dez quilos a mais. Observo isso, sobretudo nos que foram morar nestes dois países. O entorno influencia os hábitos. Por exemplo, as propagandas que estimulam, permanentemente, a compra de sanduíches de tamanho *big*, *mega*, *super*, *duplo*, *triplo* e *hiper*, acompanhados de refrigerantes em grandes copos. Às vezes, como ocorre com frequência nos Estados Unidos, essas bebidas podem ser repetidas, à vontade, sem qualquer custo – são um bônus! O estilo americano e australiano, de modo geral, induz a comer porções cada vez maiores. No Brasil, já adotamos alguns desses hábitos, como se vê nas porções enormes de pipoca que são vendidas nos cinemas. A publicidade representa de fato um forte estímulo para que a população engorde.

O estilo de vida saudável previne a obesidade mesmo naqueles que têm predisposição genética para serem gordos. Estilo de vida tem a ver com hábitos que incluem os horários de acordar, de fazer as refeições, de escolher o que comer, de se movimentar, de produzir, de relaxar e dormir.

### Os obesos apresentam problemas glandulares?

Uma minoria. Poucas são as causas hormonais da obesidade. Hábitos alimentares com excesso de calorias e pouca atividade física é que fazem a maioria engordar. Geralmente se engorda por uma resposta normal do corpo, que armazena reservas de gordura com as calorias que come e não utiliza. Menos de 10% dos obesos têm problemas relacionados ao hipotireoidismo, diminuição dos hormônios da tiroide, que, entre tantas outras funções, regulam o metabolismo e o peso corporal. Destes 10%, apenas 3% apresentam realmente alterações laboratoriais com diminuição dos hormônios T3 ou tri-iodotironina e/ou de T4, a levotiroxina. Os demais 7% se incluem no chamado hipotireoidismo subclínico, em que existe toda a clínica referente à hipofunção da glândula da tiroide, mas não há alterações significativas nos exames de sangue.

### Há fatores hereditários determinando a obesidade ou contribuindo para que ela ocorra?

Fatores genéticos estão entre as causas da obesidade. Geralmente, o obeso tem vários parentes próximos que são obesos também. O pai ou a mãe acima do peso significa um risco bem elevado de o filho ser gordo. A hereditariedade ou genética pode ser responsabilizada por 30% do excesso de peso corporal. No entanto, essa participação pode variar de pessoa a pessoa.

**A partir de qual relação peso/altura uma pessoa pode ser considerada obesa?**
O Índice de Massa Corporal (IMC), uma relação simples entre peso e altura, é obtido com a seguinte conta: divida seu peso em quilos pelo quadrado de sua altura, expressa em metros. O IMC é considerado normal quando o resultado dessa conta fica entre 18 e 25. Entre 25 e 30 indica sobrepeso. Acima de 30, obesidade. É o método mais simples, sendo utilizado nos estudos populacionais, porque bastam uma balança e uma fita métrica para se chegar a dados referentes a sobrepeso, obesidade, magreza ou normalidade em relação à massa corporal. Esse critério é válido para a população em geral, mas não para atletas ou praticantes de musculação, que têm um peso elevado por conta de massa muscular, e não de gordura. Existem atletas que pesam 90 ou 100 quilos e medem 1,70m de altura, e são magros. Apresentam, por exemplo, 10% de gordura corporal em sua constituição física. Por outro lado, existem pessoas com um IMC normal, mas com um percentual de gordura compatível com obesidade. São os falsos magros.

**Quem é obeso com maior frequência? Homens ou mulheres? Por quê?**
Nas classes sociais de menor renda, a prevalência da obesidade é maior nas mulheres do que nos homens, principalmente nas mulheres mais idosas. Já nas classes média e alta, ela é mais frequente nos homens, talvez pela influência acentuada dos padrões estéticos femininos que impõem a busca pela magreza.

### Quando é indicada a cirurgia bariátrica, de redução de estômago?

É indicada para pacientes com história de vários insucessos em tratamentos convencionais para o emagrecimento e quando o IMC é igual ou superior a 35. Entretanto, com o IMC acima de 30, ela pode ser indicada quando existem comorbidades, ou seja, doenças associadas ao excesso de peso que melhoram com o emagrecimento, como diabetes, aumento de triglicerídeos, insuficiência cardíaca ou até mesmo dificuldade de locomoção em virtude de problemas osteoarticulares.

### Como é a alimentação do paciente depois desta cirurgia?

Por causa da redução do volume do estômago, a principal mudança na alimentação, após a cirurgia, é uma diminuição significativa da quantidade de alimentos. No início, segue-se uma dieta líquida por duas semanas. O uso precoce de alimentos sólidos poderá forçar os pontos da cirurgia e causar graves complicações, inclusive o rompimento das suturas. A alimentação é feita em pequenos volumes – cerca de 50ml por refeição – e tem como objetivo dar certo repouso ao estômago, adaptando-o a essas quantidades menores. Deve-se beber pelo menos dois litros de água ao longo do dia. Como consequência da alimentação líquida, a perda de peso é bastante significativa nestas duas semanas. Suplementos nutricionais serão necessários para evitar carência de vitaminas e de minerais. A orientação nutricional é iniciada pelo médico e nutricionista ainda no hospital antes da alta hospitalar.

### E, depois, como se restabelece a alimentação?

Temos uma segunda fase em que se aumenta a consistência dos alimentos. De acordo com a tolerância e as necessidades individuais, a alimentação vai evoluindo de líquida para pastosa, com a introdução no cardápio de cremes e papas. É comum ocorrer desconforto, como dor, náuseas e vômitos, quando se ingere um volume maior de alimento. Esta fase tem um tempo de duração diferente para cada indivíduo. Em média, dura em torno de 15 a 30 dias. À medida que entram alimentos sólidos no cardápio, recomenda-se que a mastigação seja muito bem-feita para triturar bastante o alimento na boca. Quem tinha o hábito de engolir a comida rapidamente, em grandes pedaços, passará mal se assim o fizer, podendo se engasgar, vomitar ou até ter complicação obstrutiva no esôfago. O alimento tem de virar uma pasta ainda na boca. Decorrido o primeiro mês após a cirurgia, inicia-se uma fase em que se faz necessária a seleção dos alimentos mais nutritivos, veículos de ferro, cálcio e vitaminas. O paciente deverá receber orientação detalhada para reconhecer quais são os mais ricos destes nutrientes. Como a alimentação passa a ser mais consistente, deve-se mastigar exaustivamente. A duração desta fase também varia individualmente. Dura, em média, um mês.

### E a fase final desta dieta?
A alimentação vai evoluindo, gradativamente, para uma consistência cada vez mais próxima da alimentação normal. Geralmente, isso ocorre a partir do terceiro mês após a cirurgia, quando quase todos os alimentos começam a fazer parte da alimentação diária. O cuidado com a escolha dos alimentos mais nutritivos deve continuar, já que as quantidades ingeridas diariamente continuam pequenas. Geralmente, os alimentos muito fibrosos não são bem tolerados. Por fim, vem a fase da adaptação e independência alimentar: a partir do quarto mês

é preciso um acompanhamento clínico e nutricional periódico para identificar se existem carências nutricionais, como anemia, deficiências de B12 e minerais, perda de massa muscular. O ideal é o paciente aprender a escolher os alimentos saudáveis necessários para a saúde dos tecidos.

**É preciso tomar vitaminas ou suplementos alimentares após a cirurgia?**
Sim. Água e suplementos alimentares são indicados. A rápida perda de peso leva a um aumento transitório dos níveis de ácido úrico na circulação, o que pode originar litíase renal, ou seja, cálculos nos rins. Por este motivo, o consumo de líquidos deve ser incentivado e monitorado para evitar que a urina fique muito concentrada. Nesta fase, deve-se beber água mesmo sem ter sede. Em toda dieta de menos de 1.250 calorias diárias, são necessários vitaminas e minerais. No caso da cirurgia bariátrica, o valor calórico da alimentação se aproxima de 350 calorias nas primeiras semanas e continua inferior a 1.250, até o sexto mês após o início do tratamento. A complementação com vitaminas, minerais e aminoácidos é indispensável para manter uma boa imunidade e evitar consumo da massa muscular e massa óssea. A suplementação de cálcio e vitamina D3 é indicada para a prevenção da osteoporose nestes pacientes.

# 2. HIPERTENSÃO ARTERIAL

**Quais são os fatores de risco para o desenvolvimento da hipertensão arterial?**
Um grande fator a ser considerado é o histórico familiar de hipertensão, infartos e mortes súbitas na família. Muitas vezes a pessoa se cuida, mas tem uma genética que lhe propicia ser hipertenso.

O excesso de peso corporal e de volume abdominal, o estresse mental e o sedentarismo também podem desencadear a hipertensão. Maus hábitos alimentares, com o consumo exagerado de sódio e tabagismo, são outros fatores de risco. Alguns desses fatores, como o histórico familiar, não podemos mudar. Outros, no entanto, como o sobrepeso, o consumo excessivo de sal, de álcool e o sedentarismo, podemos e devemos mudar.

**Qual a quantidade de álcool considerada abusiva?**
Considera-se não abusivo o consumo de até 30ml de álcool por dia. Sendo assim, beber mais de 720ml de cerveja ou 240ml de vinho ou ainda 60ml de bebida destilada é considerado abusivo.

**Quais são os males do tabagismo para os hipertensos?**
O risco do tabagismo é proporcional ao número de cigarros e à profundidade da inalação. Fumar eleva a pressão sistólica. A fumaça do cigarro reduz a oxigenação em todos os músculos, incluindo o coração, e estreita o diâmetro das artérias. Di-

minui ainda a potência e o tempo de permanência de ereção no homem. O hipertenso tabagista envelhece mais rapidamente que o que não fuma, o que está relacionado à baixa oxigenação e à maior destruição do colágeno que sustenta as estruturas musculares.

**Em termos de hábitos, o que reduz a hipertensão?**
Exercícios aeróbicos, em intensidade de leve a moderada, durante 20-30 minutos por dia, reduzem o risco de doença cardiovascular em torno de 30%. Além de diminuírem a pressão arterial, os exercícios elevam o HDL, o chamado colesterol bom, protetor da saúde das artérias. Fora isso, alimentar-se de modo saudável, com pouco sal, manter o peso ideal ou próximo dele e seguir as prescrições do cardiologista.

**Como age a alimentação sadia no caso dos hipertensos?**
A intervenção nutricional pode prevenir a hipertensão. Uma alimentação balanceada controla os níveis de pressão em indivíduos considerados de faixa limítrofe, ou seja, aqueles que são quase hipertensos e, por vezes, já apresentam a pressão arterial em torno de 140 x 90mm/hg e não de 110 ou 120mm/hg por 70 ou 60mm/hg, considerados ideais.

**E qual é a conduta nutricional básica e correta nesses casos?**
Controlar o peso corporal para mantê-lo em nível adequado. Reduzir o consumo de sal a seis gramas, equivalente a duas colheres de chá rasas, por dia, nos alimentos. Restringir o consumo de embutidos – salames, presuntos, mortadelas –, carne-seca, enlatados, assim como de bebidas alcoólicas. Incluir cinco porções diárias de frutas e vegetais folhosos, como espi-

nafre, brócolis, couve-flor, rúcula e couve no cardápio, e reduzir as gorduras animais saturadas. No seu lugar, usar azeite e óleos vegetais de canola, girassol, milho ou soja. Consumir aveia, cujas fibras solúveis possuem propriedades que podem fazer baixar o colesterol, linhaça, frutas oleaginosas como nozes, amêndoas, macadâmias e avelãs. É também aconselhável consumir um dente de alho por dia. Papaia, pêssego, ameixa, manga, maçã e pera, frutas ricas em vitamina C, são sempre bem-vindas.

# 3. DIABETES

**O que é exatamente o diabetes?**
O diabetes melito é uma síndrome decorrente da falta de insulina e/ou da incapacidade de este hormônio exercer adequadamente seu efeito de remoção da glicose do sangue para a célula. Com isso, o sangue fica concentrado em glicose. A insulina facilita a entrada da glicose nas células, onde ela é utilizada para a produção de energia e o armazenamento no fígado e músculos na forma de glicogênio. A falta da insulina ou um defeito na sua ação resulta em acúmulo de glicose no sangue. No longo prazo, é acompanhada de disfunções e falência em vários órgãos, por aterosclerose ou alguma patologia relacionada ao sistema nervoso.

Diabetes é uma doença frequentemente associada a lesões específicas da microcirculação, infarto e alterações neuropáticas, como as polineurites. O quadro clínico dos diabéticos é bastante variado, dependendo da abrangência e da gravidade das complicações clínicas que vão surgindo. Na circulação, pode chegar a ponto de gerar necrose em extremidades, como os pés, problema que ocorria comumente, nos casos mais severos, em pessoas que pouco se cuidavam e não seguiam as orientações médicas.

**Qual a sua origem?**
Pode ser resultado da destruição das células betapancreáticas por um processo imunológico, ou seja, pela formação de anticorpos pelo próprio organismo contra essas células que produ-

zem insulina. Pode ser também uma resposta ao uso excessivo de certos medicamentos, como, por exemplo, os corticoides ou cortisona. Gravidez também pode desencadeá-la. Diversas condições podem levar ao diabetes tipo 1 e tipo 2.

**Qual a diferença entre diabetes tipo 1 e tipo 2?**
No diabetes tipo 1, a produção de insulina no pâncreas é insuficiente ou inexistente, pois suas células sofrem a chamada destruição autoimune. O diabético tipo 1 necessita de aplicações diárias de insulina para manter a glicose no sangue em valores normais. Há risco de vida se as doses de insulina não forem aplicadas diária e regularmente. O diabetes tipo 1, embora ocorra em qualquer idade, é mais comum em crianças, adolescentes ou jovens adultos. Tem de ser cuidadosamente monitorado pelo endocrinologista.

O diabetes tipo 2, também chamado de diabetes do adulto ou da velhice, corresponde a 90% dos casos da doença. Da mesma forma que o tipo 1, deve ser acompanhado pelo endocrinologista. Costuma ocorrer em pessoas obesas com mais de 40 anos, embora sua incidência esteja aumentando entre os jovens em virtude dos maus hábitos alimentares e do sedentarismo. Nesse tipo de diabetes, encontra-se a presença de insulina, porém sua ação é ineficiente. Ele tem evolução lenta, mas progressiva e, na maioria das vezes, permanece por muitos anos sem diagnóstico e sem tratamento. As maiores complicações costumam ocorrer no coração e no cérebro.

Quando surge na vida adulta, o diabetes tipo 2 pode começar com a chamada resistência insulínica, que se estabelece no organismo de forma traiçoeira, silenciosa e sem sintomas. Por algum motivo, seja por genética, seja em consequência de décadas de abusos alimentares, a insulina fabricada começa a ser ineficiente para desempenhar seu papel de remover o excesso de açúcar que chega ao sangue. Em resposta ao excesso de açúcar ingerido, o pâncreas é obrigado a fabricar mais insulina. O quadro de diabetes tipo 2 costuma se iniciar com o aumento da produção de insulina, porém de má qualidade. Fazendo uma analogia, é como uma empresa que, de última hora, contrata funcionários mal preparados para o trabalho que surge em excesso. Então, num momento inicial, o pâncreas fabrica mais insulina, mesmo que de *má qualidade*, para remover a glicose do sangue. Esse excesso de insulina ineficiente caracteriza a resistência insulínica. Após o excesso de produção de insulina, surge a falência em sua fabricação. Com o tempo, o diabetes vai gerando depósitos de gordura no abdome, fígado, nos rins, intestinos e no coração. A gordura abdominal decorrente deste desequilíbrio é proporcional à gordura visceral presente nos órgãos e está relacionada à diminuição da qualidade de vida e à morte por acidentes vasculares, como infarto e derrame.

### Como são as primeiras consultas com um paciente diabético?

Deve-se ensinar a importância do autoconhecimento e da autoavaliação em relação aos níveis de glicose no sangue. É preciso fazer a pessoa compreender a associação entre o alimento ingerido e a glicemia, que vem a ser a concentração de glicose no sangue após a ingestão de um alimento. O diabético deve tomar conta do seu tratamento, seguindo a orientação do endocrinologista ou do nutrólogo. Para manter a saúde, vitalidade e energia não basta apenas tomar os medicamentos. É preciso a participação ativa do paciente, fazendo seu próprio monitoramento, esforçando-se ao máximo para cuidar de si mesmo.

### E como prevenir o diabetes através da alimentação?
Aprendendo sobre os alimentos, identificando os tipos de carboidratos e índices glicêmicos. É preciso estar atento à importância da periodicidade alimentar, comendo algo de preferência a cada três horas. Deve-se seguir a orientação alimentar e não deixar de praticar exercícios físicos. Previne-se também o diabetes tipo 2 não deixando aumentar o volume do abdome, ou seja, buscando sempre manter um bom peso na balança e um percentual adequado de gordura.

# 4. SÍNDROME METABÓLICA

**O que é a síndrome metabólica?**
A síndrome metabólica é caracterizada pela obesidade com deposição de gordura na região abdominal, níveis elevados de glicose, triglicerídeos, colesterol e pressão arterial.

**Como é feito o diagnóstico?**
É necessário que a pessoa apresente, pelo menos, três das seguintes características: cintura maior ou igual a 88 centímetros nas mulheres e 102 nos homens; glicose maior ou igual a 100mg/dl; taxa de triglicerídeos maior que 150; colesterol HDL menor que 40 nas mulheres e 50 nos homens; pressão arterial maior que 130mm/hg (sistólica) e 85mm/hg (diastólica). A obesidade abdominal, por si só, representa o maior fator de risco para surgirem vários desequilíbrios em todos os sistemas do corpo.

**Então, um sinal de que as coisas não vão bem é o aumento do volume do abdome?**
À medida que o abdome aumenta, a pressão arterial se eleva. À medida que se ganha peso em gordura, eleva-se a taxa de glicose e de triglicerídeos. Aos poucos, a resistência a insulina leva ao diabetes e, silenciosamente, compromete a circulação e o sistema nervoso, envelhece as artérias. Com este envelhecimento vascular, a nutrição dos tecidos fica comprometida. A pele também envelhece mais rapidamente, assim como os rins, ouvidos, olhos e coração. Esse processo pode ser contro-

lado e evitado desde que o paciente seja bem assistido e cuide de sua conduta alimentar e física.

**Como tratar a síndrome metabólica?**

Tratando a base do desequilíbrio, isto é, a resistência a insulina, que pode ser controlada por intermédio de cuidados alimentares e exercícios físicos, associados com medicamentos. Na minha forma de tratar, com o foco na nutrição clínica, enfatizo a educação alimentar, além de prescrever medicamentos que melhoram a eficiência da insulina. Às vezes, lanço mão dos recursos fitoterápicos, sobretudo para prevenir complicações vasculares. Sempre que necessário, encaminho o paciente a colegas angiologistas, cardiologistas, neurologistas, psicólogos ou outros especialistas, uma vez que esta síndrome demanda cuidados interdisciplinares.

# 5. ANOREXIA E BULIMIA

**O que é a anorexia?**
A anorexia é citada na literatura médica desde 1868. De origem latina, o termo significa "perda nervosa de apetite". Trata-se do emagrecimento ou da manutenção do peso, por vontade própria, em níveis muito abaixo dos recomendáveis. Muitas vezes, começa com um programa de emagrecimento sem orientação de um profissional, com base em alguma dieta bastante restritiva e atividade física praticada de forma exagerada. Pouco a pouco, vai se instalando de forma insidiosa. Uma das características do anoréxico é o medo obsessivo de engordar e a distorção da própria imagem corporal. A anorexia nervosa se manifesta geralmente em jovens pertencentes às classes sociais mais elevadas. Quem sofre desse transtorno passa a ter obsessão por emagrecer e acaba se privando da alimentação. Mesmo magro e desnutrido, o anoréxico acredita estar gordo e bem alimentado.

**Explique mais essa distorção de imagem.**
Faz parte da anorexia um distúrbio na percepção da imagem corporal. A pessoa não se dá conta da forma como é vista pelos outros. O anoréxico enxerga gorduras localizadas onde não vemos. Veem-se a si próprios como gordos, quando, na verdade, estão esquálidos.

**Quais são os sintomas?**
A anorexia começa com frequência quando se passa por um grande choque emocional, quando se enfrentam momentos conflituosos de grande estresse e depressão. De início, os sintomas são pouco perceptíveis, pois o anoréxico até finge estar se alimentando normalmente, quando percebe que estão reparando em seu prato quase sem comida. Para esconder a magreza, passa a usar roupas largas. Qualquer ganho de peso o apavora e gera angústia. Passa a ter um medo terrível de engordar, mantendo-se sempre abaixo do peso mínimo considerado normal. A anorexia também pode ter início com uma dieta severa com grande perda de peso em curto espaço de tempo. Pela diminuição da ingestão calórica, ocorrem redução do metabolismo e maior sensibilidade ao frio. Alterações no humor, irritabilidade, tristeza, insônia também fazem parte deste quadro.

**Embora mais frequente nas mulheres, a anorexia acomete também os homens?**
Sim, porém em menor proporção. É cerca de nove vezes mais frequente nas mulheres do que nos homens.

**Quais as consequências da anorexia?**
Ela causa desnutrição, carência de vitaminas e minerais. Surge então a incapacidade de algumas glândulas corporais exercerem suas funções. Com isso, vem a interrupção da menstruação nas mulheres anoréxicas e diminuição do volume do esperma no homem anoréxico. Pode haver também comprometimento do funcionamento do coração, sob forma de aceleração ou redução da frequência cardíaca. Pode surgir edema (inchaço)

generalizado pela falta de proteínas. Na anorexia, é comum ocorrer perda de cabelo e enfraquecimento das unhas. Com a perda muscular, surge flacidez, bastante percebida na face interna das coxas. Os glúteos também tornam-se flácidos, caídos. É um quadro triste que necessita, além da ajuda dos profissionais de saúde, do socorro familiar.

### E como ocorre a bulimia?

A bulimia caracteriza-se por compulsão alimentar, acompanhada de métodos compensatórios inadequados, para evitar que se ganhe peso após comer excessivamente. O bulímico ingere muitos alimentos, geralmente com alto teor calórico, em um curto espaço de tempo, e depois adota certas condutas para não engordar, tais como a indução de vômitos, o uso de laxantes e diuréticos ou a prática exagerada de exercícios aeróbicos para queimar as calorias.

### Quais são os sintomas da bulimia?

Comer compulsivamente de forma voraz e depois utilizar algum mecanismo para não aumentar de peso. Na bulimia, existe preocupação permanente com a comida e com o peso corporal. Nestes pacientes é comum a erosão do esmalte dentário por causa da acidez dos sucos gástricos em contato com os dentes, nos episódios frequentes de vômitos. A prática da bulimia pode levar a sérias complicações de saúde, como desnutrição, inflamação na garganta, desidratação, desmaios, hérnia de hiato, refluxo gastroesofágico e arritmia cardíaca. Alterações emocionais como depressão, tristeza, sentimento de culpa e baixa autoestima acompanham o quadro. É mais comum nos jovens adultos.

**É um distúrbio que acomete com mais frequência as mulheres?**
Sim, a bulimia acomete mais as mulheres, e cerca de 85% a 90% delas com idade abaixo dos 25 anos. Somente cerca de 10% dos bulímicos são homens. Isso se deve sem dúvida à maior cobrança imposta à mulher de uma boa forma física tanto pela mídia quanto por ela própria. Boa forma é entendida, no caso, como magreza excessiva. Os casos de bulimia estão aumentando, principalmente entre jovens dançarinas, bailarinas, modelos ou atrizes, que têm de se manter magras devido à profissão.

**A anorexia, às vezes, se alterna com a bulimia?**
Sim. Após contínuas supressões de refeições e horas e horas de jejum, a pessoa anoréxica pode ter uma compulsão alimentar e comer em demasia. Para livrar-se daquelas calorias, no momento seguinte, força o vômito. Isso pode criar um círculo vicioso, geralmente difícil de ser interrompido.

**No passado estes distúrbios quase não existiam. Por que isso hoje?**
A cultura dos dias de hoje tem sido apontada como o fator desencadeante. O corpo magro é visto atualmente como símbolo de beleza, autocontrole e elegância.

Distúrbios da interação familiar, tais como separação dos pais e desilusão amorosa, são frequentemente relacionados ao aparecimento da anorexia e bulimia. Também são consideradas como fatores desencadeantes ou mantenedores dos distúrbios alimentares as situações vitais estressantes, como sair de casa para estudar fora, problemas de relacionamento, bem como dificuldade com a própria sexualidade e identidade pessoal.

### Como a família deve agir nesses casos?

A compreensão e a colaboração dos familiares são de fundamental importância. Dispomos de dados apontando que cerca de 20% a 30% dos pacientes com distúrbios alimentares enfrentarão esse problema durante a vida inteira, seguindo regimes bizarros e irracionais, receando se alimentar normalmente. Na verdade, a família também deve ser tratada ou orientada por psicoterapeuta, para entender estas doenças comportamentais e saber como agir diante dos males que afetam tão drasticamente a saúde.

# 6. TRANSTORNO DE COMPULSÃO ALIMENTAR

**O que é este distúrbio?**
É a ingestão exagerada e compulsiva de alimentos, mas sem a utilização de métodos purgativos compensatórios como indução de vômitos e uso de laxativos, característicos dos quadros de bulimia. Sua incidência é maior entre as mulheres e entre pessoas obesas que muitas vezes acabam procurando tratamento para emagrecer. No transtorno de compulsão alimentar, a pessoa perde o controle em relação à quantidade dos alimentos que está comendo e só para quando está empanturrada. Em geral, o compulsivo come depressa e, na maioria das vezes, às escondidas. É frequente já ter feito várias tentativas para emagrecer, acumulando sucessivos fracassos. O comedor compulsivo, em geral, tem sentimento de baixa autoestima, desesperança e medo intenso de engordar. Utiliza a comida, compulsivamente, como forma imediata de lidar com o estresse e a ansiedade.

**E a chamada compulsão alimentar periódica? Quais são os critérios para o diagnóstico?**
Caracteriza-se pela ocorrência de episódios repetidos da ingestão excessiva e abusiva de comida, duas ou três vezes por semana. Durante o processo compulsivo, pelo menos três dos indicadores a seguir estão presentes:
– comer muito mais rápido do que o normal;
– comer até se sentir desconfortavelmente empanturrado;

- ingerir grande quantidade de alimentos mesmo sem ter fome;
- comer sozinho, em virtude da vergonha que sente pela grande quantidade de comida consumida;
- sentir-se culpado e/ou deprimido depois do episódio.

**Qual é o tratamento indicado para este distúrbio?**
A maioria das pessoas acometidas pelo transtorno de compulsão alimentar conhece bem os fundamentos dos vários tipos de dieta e as teorias de reeducação alimentar, mas não consegue mudar o padrão comportamental. Como este transtorno sempre é acompanhado por ansiedade, estresse e sofrimento, o tratamento deve ser conduzido por médico nutrólogo ou nutricionista e psicólogo. Um programa de reeducação alimentar associado à psicoterapia é importante para ajudar o paciente a entender o processo compulsivo dentro do seu contexto pessoal. Algumas vezes, o tratamento também é medicamentoso.

**Dê algumas dicas que ajudam no tratamento.**
Não estocar guloseimas em casa. Não fazer compras de supermercado quando estiver com fome. Procurar comer acompanhado, nos momentos em que se sentir mais vulnerável aos "ataques" de comer compulsivamente. Fazer seis refeições ao dia para que o corpo não sinta fome, evitando, assim, o impulso compulsivo.

# 7. ORTOREXIA

**O que é exatamente a ortorexia? De um tempo para cá, também surgiu este distúrbio.**
É um distúrbio obsessivo que se caracteriza pela preocupação exagerada com a qualidade dos alimentos a serem consumidos. O problema ocorre pela radicalização que toma conta do cotidiano dos ortoréxicos. Seus alimentos são cuidadosamente analisados antes de serem ingeridos. Muitas vezes, se recusam a comer na casa de amigos ou levam consigo a marmita com seus alimentos saudáveis. Costumam também levá-la quando vão a um restaurante que não tenha como culinária a alimentação natural. Lembramos que toda obsessão é doentia. Embora saibamos dos benefícios dos alimentos funcionais, não vejo por que não comer, por exemplo, uma pizza ou um prato mais sofisticado, porém mais gorduroso, em um restaurante, que não será o do dia a dia. Na ortorexia, frequentemente as pessoas reduzem seu ciclo de amizades, permitindo-se o relacionamento quase apenas com os que comem como elas. Conclusão: é um distúrbio que acaba levando a um isolamento social.

**E o que comem os ortoréxicos?**
Apenas alimentos naturais, com pouquíssima gordura, sem aditivos químicos. Nada de enlatados, de alimentos com agrotóxicos ou de adoçantes artificiais. Os ortoréxicos leem, atentamente, os rótulos dos alimentos, verificando sua composição e procedência. Querem sempre se certificar de que os produ-

tos são exclusivamente orgânicos. É claro que devemos ler os rótulos e escolher alimentos saudáveis, mas isso não deve virar uma obsessão. A meu ver, podemos, às vezes, comer alimentos que não sejam tão saudáveis da mesma forma que respiramos ares nem sempre puros. O corpo também tem o poder de desintoxicar-se em seguida. Dentro de certa medida, é claro.

**A ortorexia pode levar à anorexia?**
A ortorexia é um transtorno obsessivo e compulsivo e pode dar início, sim, à anorexia.

**Para concluir: qual a diferença entre ortorexia e anorexia?**
Na ortorexia, a preocupação básica é com a qualidade dos alimentos; na anorexia, com a quantidade deles, e daí decorre o emagrecimento excessivo. Como já observamos, na anorexia existe uma distorção da autoimagem.

# 8. VIGOREXIA

**A compulsão de ficar cada vez mais forte, fazer muita musculação, também é vista como um distúrbio?**
Sim, e se assemelha com a anorexia, no que diz respeito ao problema da percepção distorcida da autoimagem. Os anoréxicos não enxergam a si mesmos magros, embora estejam esquálidos, enquanto os vigoréxicos, supermusculosos, acham que podem aumentar ainda mais a massa muscular. Ambos apresentam características bastante narcisistas e costumam se olhar muito no espelho. Na vigorexia, os pacientes aumentam cada vez mais a carga na musculação para ficarem ainda mais musculosos, ao passo que na anorexia e bulimia aumentam a intensidade dos exercícios aeróbicos para emagrecer. Ambos costumam recorrer à automedicação. Vigoréxicos utilizam anabolizantes, especialmente aminoácidos e testosterona; anoréxicos, laxantes e diuréticos. Essa insatisfação constante com o próprio corpo faz com que incorporem novos hábitos e comportamentos à sua rotina de vida. A vigorexia, considerada um transtorno dismórfico muscular, é também conhecida como síndrome de Adônis, em referência ao mitológico ideal de beleza masculina. Acomete mais os homens jovens.

**O que eles fazem para ficar tão fortes?**
Além da intensa programação de atividade física para aumentar a performance e massa muscular, usam muitas vezes esteroides anabolizantes injetáveis, testosterona e hormônio do crescimento sem qualquer controle ou prescrição médica.

Compram sem receita com algum conhecido, geralmente indicado por seu *personal*. Os vigoréxicos estão sempre insatisfeitos com o próprio corpo e chegam até a fazer uso de medicação veterinária para aumentar o volume muscular. Perdem totalmente o bom senso, razão pela qual a vigorexia é considerada uma doença compulsiva. Muitos vigoréxicos se afastam de parentes e amigos, pois sua atenção está toda voltada para a prática de exercícios. Recusam convites para uma festa, por exemplo, pois preferem não ter qualquer compromisso social que possa atrapalhar a hora do treinamento. Logo, eles passam a não se interessar por qualquer atividade ou relacionamento que possa interferir com o objetivo maior de treinar com afinco durante a maior parte do tempo.

### Quais são as causas da vigorexia?
Geralmente são psicológicas, afetivas ou sexuais. Residem no conflito com a própria imagem, evidenciando expectativa de aceitação social e sentimento de baixa autoestima. Geralmente começa em alguma fase mais crítica emocionalmente, como após a separação dos pais ou o término de um relacionamento. Pode também surgir como forma de ocupar o espaço mental deixado por alguma outra compulsão que esteja sendo abafada.

### Como se trata a vigorexia?
Nutrólogo, endocrinologista, psiquiatra, psicólogo e fisioterapeuta são profissionais que, agindo em conjunto, podem contribuir para a conscientização corporal, correção metabólica e endócrina. Dosagens hormonais deverão ser feitas para avaliação e acompanhamento endócrino. Como o corpo inspirado

em Adônis é um ideal inatingível, surgem sentimentos de inferioridade e uma visão deformada da própria imagem, o que pode levar a quadros de depressão, ansiedade e isolacionismo. Por isso, o suporte psicoterápico é essencial, a fim de melhorar a autoconfiança, a autoestima e a autoimagem, favorecendo o controle da compulsão. Por vezes, convém recorrer ao uso de medicamentos fitoterápicos, ortomoleculares ou alopáticos para controle da ansiedade, depressão e dos sintomas obsessivo-compulsivos. O mais difícil é que os portadores da vigorexia reconheçam que estão em desequilíbrio e tomados por uma rotina compulsiva. Por isso, o início do tratamento costuma acontecer tardiamente, quando a pessoa já se encontra excessivamente musculosa ou *bombada* ou sofrendo as consequências do *overtraining*.

### O que é *overtraining*?
É uma sobrecarga de esforço do organismo que acarreta exaustão. Essa expressão remete ao desequilíbrio metabólico e físico devido ao excesso de atividade física. Ocorre quando, para melhorar o desempenho em treinamentos e provas, se exagera na intensidade das atividades físicas, sem conceder o descanso necessário para a recuperação da energia e das fibras musculares lesionadas pelos movimentos repetitivos. As consequências são várias. A baixa imunidade é bastante frequente, levando a gripes de repetição e faringite. Há ainda a sensação de cansaço, desânimo e fadiga, além de inapetência. Na busca incessante pela superação, muitos exageram e acabam doentes, sendo obrigados a parar de se exercitar, sem jamais atingirem seus objetivos. Às vezes, abandonam essa compulsão e começam outra.

**Como evitar o *overtraining*?**
Atletas precisam de uma dieta adequada ao esforço a que se submetem; caso contrário, sofrerão efeitos do *overtraining*. Conscientizar-se dos limites do próprio corpo é a condição essencial. Para não se exaurir, basta dosar o exercício, ter uma nutrição adequada e observar a necessidade de repouso rotineiro.

# CONCLUSÃO

## 1. LEIS DO BEM-ESTAR

1. Procure dormir, ou pelo menos repousar na cama, de sete a oito horas por noite. Evite trocar o dia pela noite.

2. Faça com que seu intestino funcione diariamente. Para tanto, coma mamão, ameixa ou damasco seco, aveia, laranja com bagaço, semente de linhaça e use azeite regularmente. Outra opção é tomar uma colher de sopa de azeite ao se deitar.

3. Movimente-se. Trinta minutos de exercícios aeróbicos diários ajudam a prevenir doenças cardiovasculares e dão energia. Fazem bem para a cognição e memória.

4. Coma devagar e com tranquilidade, sem estresse, para digerir bem os alimentos. A má digestão gera fermentações. Ao comer rapidamente, nem sempre nos sentimos saciados, e a tendência é aumentar a quantidade de comida e, com isso, engordar.

5. Não fique muito tempo sem se alimentar. É recomendável fazer cinco ou seis refeições ao longo do dia. Evite a sensação de se levantar da mesa se sentindo pesado.

6. Diminua a ingestão de calorias a cada década de vida a partir dos 30 anos. À medida que envelhecemos, os gastos calóricos diminuem, e a tendência é acumular gordura na região do abdome. Aos 70 anos, não podemos comer de forma alguma do mesmo modo que comíamos aos 30.

## 2. SALADA DE DICAS

**Como cozinhar adequadamente os vegetais para que não percam suas propriedades nutritivas?**
Sempre perdemos alguns nutrientes ao cozinhar certos alimentos. Mas podemos diminuir essa perda preparando-os com menos quantidade de água e cozinhando os legumes e verduras para ficarem al dente, isto é, deixando-os firmes em sua textura, mais consistentes, durinhos. Se precisar, à medida que o cozimento vai ocorrendo e a água secando, acrescente, aos poucos, mais água quente. Assim, não haverá sobra de água no fundo da panela, evitando-se o desperdício de nutrientes. Deve-se evitar também cozinhar os legumes e verduras em fogo alto; prefira o fogo médio e, depois da primeira fervura, abaixe-o e mantenha a panela semitampada. Mas a melhor forma mesmo de cozinhar legumes e verduras é ao vapor, em panelas especiais.

**Como favorecer a boa digestão?**
A digestão começa na boca com a mastigação. Triturar bem os alimentos com os dentes e amaciá-los com a saliva é o primeiro passo para a boa digestão. Quando não mastigamos assim, prejudicamos o processo digestivo, diminuímos o aproveitamento dos nutrientes, criamos mais gases (o que estufa a barriga) e ganhamos maior volume de abdome. Além disso, deve-se comer menores porções. Para não ter fome ao longo do dia, aumente o número de refeições. Alimentar-se a cada três horas, em quantidades pequenas ou moderadas, é uma excelente

medida para melhorar o processo digestivo. Dessa forma, o estômago não fica sobrecarregado. Quem tem queixa de flatulência e come farinha ou farofa diariamente melhorará se retirar esse alimento de sua rotina. Quanto mais gordura, mais lenta será a digestão.

**Azeite aquecido no forno micro-ondas ou no fogão, para fazer frituras, perde propriedades e torna-se nocivo?**
Quando é aquecido no fogo convencional ou no micro-ondas, o azeite perde sua indicação como alimento funcional. Transforma-se em gordura saturada e forma uma substância com características cancerígenas, a acroleína. Seu uso terapêutico é na forma de azeite cru, exatamente como se encontra na lata ou no vidro da embalagem.

**É verdade que o alecrim, ao entrar em contato com o óleo ou o azeite, evita a oxidação deles?**
O alecrim possui bioflavonoides com propriedades antioxidantes, mas não evita a saturação e oxidação do óleo ao ser frito.

**O ovo pode ser ótimo para dar energia. Mas ovos, de modo geral, não colaboram para o aumento do colesterol ruim?**
Realmente, o poder energético do ovo é grande. Do ponto de vista da dietética chinesa, as gemas moles preservam o *princípio vital* do ovo, seu frescor e sua força. Atualmente, como estamos sujeitos a várias formas de contaminação, sugiro consumi-lo bem cozido para garantir a destruição de eventuais bactérias – especialmente da salmonela. Quem tem colesterol total elevado por causa do LDL, que é o colesterol ruim, deve

reduzir o consumo de ovo para um máximo de cinco gemas por semana. Em um único ovo existe a quantidade de colesterol indicada para ser consumida em um dia inteiro. As claras, no entanto, não têm colesterol e podem ser consumidas à vontade, mesmo por aqueles com colesterol elevado. O ovo, segundo a dietética chinesa, tonifica os rins e as funções sexuais. Uma boa sugestão é preparar uma omelete com duas claras e uma gema, usando salsa, cebolinha e tomate picado como temperos.

### Quais são as panelas mais indicadas para cozinhar?
São as de vidro, inox, barro e as antiaderentes, desde que estejam intactas, pois, quando lascadas, lançam elementos nocivos à nossa saúde na comida que está sendo preparada. A evitar: panelas de alumínio que, com o uso, podem liberar o metal do qual são feitas, que é tóxico e é relacionado ao Alzheimer.

### É desaconselhável usar o forno micro-ondas, diariamente ou com grande frequência, para cozinhar ou aquecer alimentos?
O aquecimento muito rápido dos alimentos desestabiliza suas estruturas moleculares e produz radicais livres momentaneamente. Após o resfriamento, quando o alimento encontra-se morno, estas moléculas voltam a se estabilizar e não fazem mal. Portanto, deve-se evitar comer alimentos muito quentes aquecidos em forno de micro-ondas.

### O que fazer quando o corpo pede um pouco de doce?
Podemos preparar sobremesas frugais ou comer frutas assadas, mousse de frutas, goiabada ou bananada sem açúcar do

tipo mariola. Frutas secas ou desidratadas também ajudam a substituir os doces. Com estas táticas, podemos driblar melhor o desejo físico de comer doce. Comer de três em três horas é indicado para que não haja queda significativa da glicose no sangue nos períodos entre as refeições. Ficar cinco ou seis horas durante o dia sem se alimentar ativa a vontade de comer doce; é uma resposta natural do corpo, para que a glicose se eleve e com isso traga energia.

### Qual é uma boa indicação para pessoas intolerantes à lactose?
Para quem tem alergia ou intolerância ao leite e seus derivados, o iogurte de soja, "leite de soja", "leite de arroz" ou "leite de amêndoas" são excelentes opções nutritivas. Cito estes alimentos entre aspas, pois, na verdade, estas bebidas não provêm de animais; logo, não são leite, mas poderão substituí-lo em um café da manhã ou lanche. Aconselho sempre que leiam os rótulos, observando a composição nutricional do alimento, para terem certeza de que não estão fazendo uso de produto que contenha lactose.

### Quantas xícaras de cafezinho podem ser tomadas, diariamente, sem prejuízo para a saúde?
Depende de quem é o consumidor. O melhor é que pessoas que sofram de taquicardia ou alterações no ritmo cardíaco não cultivem o hábito de beber café. Insones devem evitar a bebida após as 17 horas. Em crianças na fase de crescimento e em portadores de osteoporose, o café no desjejum, almoço ou jantar pode prejudicar a absorção do cálcio, sendo, portanto, contraindicado. Mas, de uma forma geral, até quatro xícaras

de café ao dia têm efeito estimulante. A cafeína aumenta o rendimento físico nos atletas, reduz a fadiga e estimula a concentração.

### O café descafeinado é recomendado?
É indicado para pessoas que devem evitar a cafeína por causa do seu efeito estimulante, como é o caso de portadores de arritmias cardíacas, taquicardias e também de gastrite, úlcera, esofagite e insônia. Obtém-se o café descafeinado extraindo quase toda a cafeína dos grãos maduros recém-colhidos. Ele contém cafeína, mas em pouca quantidade. Os grãos de café, dependendo da origem, têm de 0,8% a 2,5% de cafeína. Já o produto descafeinado possui, em média, 0,1%.

### O que comer quando o ar está seco demais e a pele e as mucosas ressecam?
Alimentos ricos em líquidos e gorduras saudáveis, semente e óleo de linhaça, azeite e peixes ricos em ômega 3, como salmão, atum, sardinha. São também indicadas castanhas, amêndoas, nozes, semente de girassol. Água de coco, frutas aguadas como melancia, melão, caqui, manga e seus sucos, saladas cruas, chuchu, abóbora, abobrinha, broto de alfafa e de feijão são boas opções. Vitamina A, D, E, ômega 3, lecitina de soja e óleo de linhaça ajudam na hidratação da pele, dos olhos e das mucosas. Na dietética chinesa, açúcar mascavo, rapadura e melado são usados para umedecer as mucosas. Uma colher de chá de mel, por dia, também ajuda a umedecer a mucosa da boca.

**Para concluir: qual é sua ideia sobre a relação entre comer de modo saudável, conservar o peso em um patamar conveniente (que atenda aos padrões atuais de beleza física e de boa saúde) e, ao mesmo tempo, proporcione uma alimentação saborosa que não nos faça perder o prazer da gastronomia, da chamada boa mesa? Como atender a estes três princípios?**
Quando alguém de maus hábitos alimentares busca comer de modo saudável durante algum tempo, para sair bem numa foto, por causa de um casamento ou de uma festa qualquer, geralmente depois do flash, da festa, ou melhor, da farsa, volta ao padrão anterior. Fazer dieta simplesmente para um momento específico costuma trazer um resultado fugaz.

Emagrecer para adquirir a magreza de modelos da moda pode enfraquecer a energia que emana do corpo. Às vezes, a cheinha cheia de charme se torna magrela sem viço. Uma pessoa de estrutura pesada e ossatura larga não pode almejar ser magrinha, de ossatura estreita. Às vezes, buscar um peso excessivamente inferior àquele que a natureza lhe designou traz em contrapartida a desvitalização do corpo. Após uma dieta severa de emagrecimento, a pessoa pode adquirir uma aparência que leve alguns a perguntar: "O que aconteceu?" Quando a pergunta é esta, é sinal de que a aparência não está boa, talvez esteja até doentia. É por isso que digo que ter o peso sugerido pela mídia, ou até mesmo pelos livros, pode não ser a melhor opção para todos. Os dados numéricos têm de estar em consonância com a aparência e a energia que emana da pessoa. Algumas têm o peso e percentual de gordura pouco acima do considerado ideal e, mesmo assim, se mantêm viçosas e saudáveis, com os indicadores de saúde, como pressão arterial, glicose e colesterol normais. O que importa é um conjunto harmônico.

Hábitos a gente pode adquirir ou abandonar. O prazer da cozinha não light continuará presente, registrado no cérebro, dando água na boca. Dificilmente se consegue abafar um prazer ligado ao corpo. Dietas muito restritivas podem reduzir a chama de prazer que dá brilho à vida. A educação alimentar ocorre quando o hábito de comer de modo saudável e de ter uma melhor forma física dá mais prazer do que as guloseimas pouco saudáveis e o acúmulo de gordura no corpo. O segredo está em conciliar a vida saudável com a frequência com que se fará uso do que comprovadamente atrapalha este objetivo. Pode-se beber champanhe ou cerveja, mas não todos os dias. Assim, não precisamos dizer adeus a nada. Temos apenas, muitas vezes, que modificar hábitos. Devemos priorizar um estilo alimentar saudável em nossa rotina, mas sem radicalismo. Podemos comer pizza, sorvete, bolo, pão, chocolate, entre tantos outros alimentos e guloseimas, desde que eventualmente e sem abusos. Quando uma pessoa ama uma barra de 200 gramas de chocolate e não a come com frequência, está fazendo uma escolha entre dois amores: ou as 1.000 calorias saborosas existentes nesta quantidade de chocolate ou o próprio corpo na forma e saúde que prefere ter. Quando escolhemos de maneira sincera a saúde e a boa forma física, sem autopiedade ou sacrifício, estamos no caminho certo para conciliar o prazer com uma forma saudável de ser e estar. Assim, será possível, por vezes, comer a barra de chocolate. Ninguém fica gordo por comer chocolate uma vez ou outra. O aprendizado se dá quando a ato de comer de modo saudável passa a fazer parte do que confere prazer ao corpo. Com saúde, podemos gerenciar nossos prazeres. O prazer deve ser a mola da vida. E é com prazer e saúde que queremos viver até o fim.

# GLOSSÁRIO

**Abdominoplastia:** procedimento cirúrgico realizado para remover o excesso de gordura e pele do abdome. Visa à correção funcional e estética do abdome.

**Alicina:** princípio ativo presente no alho, alho-poró e nas cebolas, de ação antibacteriana e antiagregante plaquetária. Previne o depósito de placas de gorduras nas artérias. Tradicionalmente é usada para combater a gripe, pois facilita a eliminação de muco. O uso regular contribui para reduzir a pressão arterial.

**Anamnese:** palavra que vem do grego e significa recordação. É o conjunto de informações recolhidas pelo médico a respeito do paciente. Queixa principal, história da doença atual e pregressa, doenças ocorridas, medicamentos que usa, hábitos de vida e hábitos alimentares fazem parte de uma anamnese.

**Androgênico:** remete ao androgênio, aos hormônios sexuais masculinos, à testosterona, às características sexuais masculinas.

**Anorexia:** distúrbio alimentar caracterizado pela perda do apetite, extrema magreza e desnutrição.

**Antioxidantes:** são substâncias que tentam inibir os danos causados pelos radicais livres. Evitam a oxidação de outras moléculas, pois se ligam aos radicais livres, desativando-os ou reduzindo seus efeitos nocivos ao corpo.

**Arginina:** aminoácido com várias funções no metabolismo. Participa da produção de óxido nítrico, substância que aumenta o fluxo do sangue, propiciando maior oxigenação no cérebro, coração, nos pulmões e na região genital. Outras de suas funções: estimula a liberação de hormônio do crescimento, melhora a função imune, reduz o tempo de cicatrização de ferimentos, atua na formação de ossos e tendões. É indicado também para aumento da massa muscular, aumento da produção e motilidade dos espermatozoides.

**Ateroma:** placa que se forma na parede interna das artérias por deposição de colesterol, cálcio, material inflamatório, com posterior fibrose. Acumula-se progressivamente, podendo causar a obstrução total do vaso e ocasionar isquemias ou infartos.

**Betacaroteno:** pigmento do grupo carotenoide que dá aos alimentos uma coloração entre o amarelo e o laranja. Possui ação antioxidante. Protege a visão e a pele. Alimentos ricos em betacaroteno ajudam a prevenir vários tipos de câncer.

**Bifidobactérias:** gênero de bactérias, presentes em diversos iogurtes, que atuam como um probiótico, beneficiando a saúde da flora intestinal.

**Bioflavonoides:** grupo de substâncias encontradas em muitos vegetais, que fortalecem a tonicidade da parede dos pequenos vasos sanguíneos, aumentam a permeabilidade capilar e possuem ação antioxidante. Previnem trombose, infarto e câncer.

**Bromelina:** extraída do abacaxi, é uma enzima auxiliar na digestão das proteínas. Na culinária, em contato com a carne, torna-a mais macia. Auxilia também na eliminação de muco e catarro.

**Bulimia:** sensação de fome voraz que conduz à ingestão de grande quantidade de alimento, de forma compulsiva, seguida de algum mecanismo compensatório para se livrar das calorias ingeridas. Entre os mecanismos mais comuns está o hábito de forçar vômitos, o uso de laxantes e o excesso de exercícios aeróbicos.

**Calorias:** uma quilocaloria (kcal) ou, na linguagem usual, uma caloria, é a quantidade de calor necessária para elevar a temperatura de 1kg de água pura de 14,5 graus Celsius para 15,5 graus Celsius.

Em termos práticos, caloria é a energia química produzida e armazenada em nosso corpo quando ingerimos e metabolizamos um alimento.

**Carboidratos:** formados por carbono, hidrogênio e oxigênio, são as biomoléculas mais abundantes na natureza. Glicídios, hidratos de carbono e açúcares são outros nomes que podem receber. São as principais fontes de energia para os sistemas vivos.

**Catequina:** nutriente da família dos polifenóis, presente de forma natural na *Camellia sinensis*, conhecida por seus chás em todo o mundo: verde, branco, vermelho e preto. Estudos recentes relacionam o hábito de ingerir as catequinas com saúde e longevidade.

**Cirurgia bariátrica:** ou gastroplastia é a cirurgia de redução do estômago com a finalidade de emagrecer obesos.

**Citrulina:** aminoácido que participa de diversas funções metabólicas no corpo. Favorece a desintoxicação muscular de ácido lático e amônia, diminuindo o nível dessas substâncias, aumentando, assim, a resistência e capacidade aeróbica, o que leva a um aumento de performance. Melhora o restabelecimento dos níveis de ATP, ou seja, de energia, depois do exercício.

**Colesterol:** esterol (álcool) que pode ser encontrado nas membranas celulares. Produzido por animais, é a molécula que serve de base para a fabricação de vários hormônios, inclusive a testosterona e o estrogênio. Não existe colesterol em produtos de origem vegetal.

**Diabetes melito (*mellitus*):** o diabetes é um grupo de doenças metabólicas caracterizadas por hiperglicemia, ou seja, excesso de glicose no sangue. O diabetes é associado à disfunção e insuficiência em vários órgãos, especialmente olhos, rins, tecido nervoso, cérebro, coração e vasos sanguíneos. Pode ser decorrente de defeitos de secreção e/ou ação da insulina.

**Dieta hipercalórica:** significa dieta com calorias em demasia.

**Dieta hipocalórica:** significa dieta com poucas calorias.

**Edulcorante:** substância de baixa caloria com poder adoçante.

**Estatinas:** grupo de medicamentos utilizados para a redução de colesterol e de placas de gordura formadas na parede das artérias.

**Fitoestrogênico:** relativo ao fitoestrogênio, um grupo de substâncias de estrutura molecular semelhante ao estrogênio, encontrado em determinadas plantas, como soja, fava, tremoços, grãos integrais. Promove efeitos estrogênicos, ou seja, semelhantes aos do hormônio estrogênio. Indicado para redução das ondas de calor durante o climatério.

**Fitoterápico:** medicamento extraído do reino vegetal.

**Genisteína e daidzeína:** são compostos das isoflavonas e possuem ação estrogênica. Podem ser encontradas em alimentos, tais como soja e derivados de soja, como tofu e proteína vegetal texturada. Amenizam fogachos e são indicadas como terapia natural de reposição hormonal para a mulher.

**Glicosinolato:** grupo de compostos bioativos, encontrados principalmente em hortaliças como couve, repolho, brócolis, couve-flor, couve-de-bruxelas e mostarda.

**Glicosídeos:** compreende uma classe de substâncias químicas formadas pela união de moléculas de um açúcar e um composto não glicídico, chamado de aglicona.

**Gordura monoinsaturada:** é um ácido graxo que apresenta uma ligação dupla na molécula. Do ponto de vista nutricional, é considerada uma gordura de boa qualidade para o organismo humano. Exemplos de fontes de gorduras monoinsaturadas: azeite de oliva, abacate, castanha de caju, amendoim.

**Gordura poli-insaturada:** ácido graxo que apresenta mais de uma ligação dupla em sua molécula. Ômega 3 e ômega 6 são gorduras poli-insaturadas. Encontra-se em uma grande variedade de peixes, sementes e frutas oleaginosas.

**Hipertensão arterial:** elevação da pressão arterial. Caracteriza-se por pressão igual ou maior que 140 x 90mm hg.

**Hipofunção:** deficiência da função.

**Homa Beta:** indicador da capacidade funcional das células beta do pâncreas. É feito por meio de um cálculo simples com base nas dosagens da insulina e da glicose sanguínea, em jejum.

**Homa IR:** indicador de resistência insulínica, com base nas dosagens de glicose e insulina, no sangue, em jejum. A resistência insulínica precede o diabetes tipo 2.

**Homocisteína:** é um aminoácido sulfurado sintetizado pelo organismo. Níveis elevados no plasma têm sido associados ao maior risco de doença cardiovascular. Embora ainda não estejam totalmente compreendidos os mecanismos envolvidos, existem evidências que apontam a relação entre danos nas paredes das artérias e elevação de homocisteína.

**Índice glicêmico:** sistema de classificação numérico dos alimentos de acordo com o efeito imediato que eles têm nos níveis de glicose do sangue.

**Isoflavonas:** substâncias presentes principalmente na soja e em seus derivados, denominadas de fitoestrógenos, por apresentarem, em suas moléculas, semelhança estrutural com o estrogênio, o hormônio feminino.

**Levotiroxina:** ou T4, hormônio produzido pela glândula tiroide.

**Licopeno:** pigmento do grupo carotenoide que confere a cor avermelhada a alimentos como tomate, melancia e goiaba. Com ação antioxidante, ajuda a impedir e reparar os danos causados pelos radicais livres nas células. Seu uso diário é indicado para prevenção de câncer de próstata.

**Lignina:** fibra encontrada na parede celular de vegetais, aumenta o bolo fecal, facilitando a evacuação e colaborando para a existência de uma boa flora intestinal. Possui uma superfície composta por partículas que têm a capacidade de absorver as toxinas no trato intestinal superior. Encontradas em todos os vegetais. Cenoura crua, caqui, goiaba, feijão e tremoços são boas fontes de lignina.

**Lipoaspiração:** cirurgia estética que, por meio de uma cânula e um dispositivo de sucção, remove gordura de diversos locais do corpo.

**Litíase renal:** mais conhecida como pedras ou cálculos nos rins, é uma doença causada pela formação de depósitos minerais no interior dos rins.

**Medidas antropométricas:** conjunto de medidas físicas que podemos realizar em seres humanos para conhecer a composição corporal de cada um. A avaliação das medidas antropométricas nos fornece dados sobre o percentual de gordura e massa livre de gordura.

**Neurotransmissor:** qualquer agente ou substância que transmite o impulso nervoso – tem a função de repassar, amplificar e modular sinais entre um neurônio e outra célula.

**Osteoarticular:** refere-se à relação entre ossos, articulação, cartilagens, ligamentos e tendões.

**Osteopenia:** redução da densidade mineral óssea que precede a osteoporose. Ocorre com o envelhecimento.

**Osteoporose:** afinamento do tecido ósseo e perda progressiva da densidade mineral óssea. O osso fica frágil, vulnerável à fratura. Fraturas em fêmur ou em braços resultam em redução da massa muscular, devido ao tempo de imobilização. Fraturas também geram diminuição da autonomia e incapacitação funcional em muitos idosos. Mais frequente naqueles que não praticaram atividade física, que não tomaram sol, como também em bailarinas, modelos, artistas e pessoas que se mantiveram forçadamente magras seguindo dietas muitos restritivas. Pode resultar também de outra doença, deficiência alimentar, distúrbio hormonal ou simplesmente ser consequência da idade muito avançada.

**Pancreatite:** processo inflamatório no pâncreas.

**Papaína:** enzima obtida do mamão, possui ação digestiva de proteínas e amaciadora do bolo fecal.

**Polifenóis:** componentes bioativos de uma grande variedade de vegetais. Com ação antioxidante, oferecem proteção contra câncer e trombose. Protegem também a visão.

**Pressão sistólica:** pressão arterial na hora da sístole, ou seja, da contração do músculo cardíaco.

**Proteínas:** são as moléculas orgânicas mais abundantes e importantes nas células. Todas contêm carbono, hidrogênio, nitrogênio e oxigênio. Fornecem material tanto para a construção como para a manutenção e o funcionamento de todos os órgãos e tecidos do corpo. Participam da arquitetura celular, conferindo forma, suporte e resistência, como no caso da cartilagem e dos tendões, que possuem a proteína colágeno. Podem ser de origem vegetal ou animal.

**Resveratrol:** polifenol encontrado no vinho tinto, nas sementes e cascas das uvas pretas e roxas. Possui ação antioxidante e protetora do aparelho cardiovascular.

**Serotonina:** também é conhecida como hormônio do prazer, pois a sensação de algo prazeroso decorre da sua fabricação. Age como um neurotransmissor no cérebro. A falta de serotonina no organismo pode resultar em carência de emoção, sentimentos de irritabilidade, desmotivação, crises de choro, alterações do sono, melancolia, falta de libido e depressão.

**Termogênese:** produção de calor nos seres vivos. Corresponde a uma etapa metabólica do organismo durante a qual as reservas de nutrientes energéticos, principalmente carboidratos e gorduras, são transformadas em energia.

**Triglicerídeos:** são lipídios formados pela ligação de três moléculas de ácidos graxos com o glicerol, um triálcool de três carbonos, através de ligações do tipo éster. A principal função dos triglicerídeos é a de reserva de energia. São armazenados nas células do tecido adiposo.

**Tri-iodotiroxina:** ou T3, hormônio produzido pela glândula tiroide.

Impressão e Acabamento:
GRÁFICA STAMPPA LTDA.
Rua João Santana, 44 - Ramos - RJ